JN025461

ななえるの
看護学生のための

看護実習記録

書き方BOOK

著 看護師 ななえる

監修 順天堂大学 先任准教授 永野光子

日本文芸社

はじめに

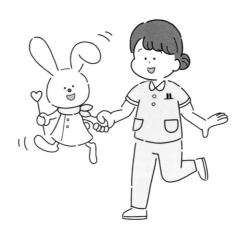

『ななえるの看護学生のための看護実習記録書き方BOOK』をお手に取ってくださり、ありがとうございます。

毎日多くの看護学生から
「実習記録が書けません」
「看護実習がこわいです」
という相談のメッセージをいただきます。

私も看護学生のとき、みなさんと同じで実習記録の書き方がわからず、実習も不安でいっぱいでした。

実習記録や看護過程の課題を何度も書き直しと言われたり、看護実習では看護師から多くの指導を受けました。

しかし、実際に看護師や患者に触れ、たくさんの実習記録を書くにつれて、看護実習を上手く乗り切るコツや、自分の中での記録の書き方の法則がわかるようになっていきました。

そんな自分が身につけたノウハウやその後に経験して感じたことが、現役看護学生さんたちのお役に立てるのではないかと、Instagramと「看護過程ドットコム」のホームページで発信するようになりました。

この本には、筆者が普段看護学生にアドバイスしている内容をぎゅっとまとめました。
"なんとなく難しいイメージのある実習記録"、"なんとなくこわいイメージのある看護実習"をより身近に考えられるように、コツや記録に応用できるテンプレートをわかりやすくまとめています。

この本が看護学生のみなさんの少しでもお役に立てれば幸せです。

ななえる

看護過程を知ろう

看護実習に取り組むにあたって、「看護過程」の内容は必ず押さえておきたいポイントです。まずは、本書でメインテーマとして取り扱う看護過程について、概要を押さえましょう。

看護過程とは

看護過程とは、**看護の知識体系と経験に基づいた、看護実践プロセス**のことです。看護過程に基づいて看護を実施することで、看護上の問題を明確にしたうえで、計画的に看護を実施し、評価することを目的としています。

看護過程はおおよそ以下の5つの要素で構成されています。それぞれの要素は深くかかわり合っているため、5つを関連づけて考えましょう。

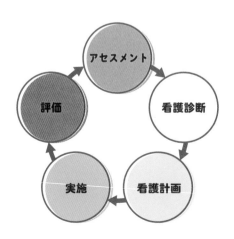

1. **アセスメント**… 患者の健康状態に関する主観的・客観的情報を収集し、看護の視点から情報を分析・解釈する
2. **看護診断**……… アセスメントに基づいて看護上の問題を推論する
3. **看護計画**……… 看護診断に基づいて問題の優先順位を決定し、看護目標や看護介入の具体的な方法を計画する
4. **実施**…………… 看護計画に沿って看護を実施する
5. **評価**…………… 看護を実施した結果、目標がどの程度達成されたか評価を行い、必要に応じて計画の修正を行う

これらの内容について、所定の記録用紙を用いて整理・展開していきます。
これが看護記録です（看護実習における記録は「看護実習記録」と呼ばれます）。

看護過程は、あくまで看護実践を導き出すための方法の1つなので、「看護過程を書くこと」が看護実習のゴールではありません。ここは普段の課題や実習記録に追われていると見失いがちなので、注意しましょう。

ナースにとって看護過程の理解は必要不可欠！
看護学生のうちにしっかりベースをマスターしておこう！

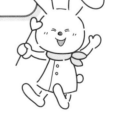

看護実習記録の目的

ほとんどの医療・看護の現場において、看護師は看護業務の一環として、患者に対するケアだけでなく、その患者についての「記録」も欠かさずに行っています。そのため看護学生は、看護ケアへの理解を深めながら、看護記録の基礎を身につけるために実習記録を書きます。

看護において、日々の患者のケアだけではなくて、なぜ「記録」することも必須なのでしょうか？

看護における記録は種類も量も膨大で、書くのがつらいと感じる学生も多いでしょう。でも、その内容一つひとつにきちんと意味があるんですよ。記録方法や記録すべき内容をきちんと理解し、実践の場で活かしていきましょう。それでは看護記録とは何かふりかえってみましょう。

看護記録は患者の情報共有に必要

過去に自分が受け持っていた患者が転院したり、退院後に再来院することがあります。そのようなときに、自分以外の看護師や医師などがその患者の情報を把握するために、看護記録はとても重要な役割を果たします。本書の中でも繰り返しお伝えしていきますが、このような理由から、**看護記録は、だれが見ても患者の情報を正確に把握できるように、読みやすく伝わりやすく書くこと**が重要なのです。

看護記録はケアや観察を行った証になる

看護記録は、自分が受け持ち患者を観察したり、ケアを実施したりしたことの証明書のようなものです。自分にしかわからない患者の情報が看護記録にきちんと書かれていなかったり、要素が不足していたりすると、たとえ患者に実施したケアの質が担保されていたとしても、不当に評価されたり、トラブルにつながったりする可能性もあります。**自身が正当に評価されるためにも、必要事項はもれなく記載する必要がある**といえます。

看護記録は、医療法（第22条、第22条の2）および医療法施行規則（第21条の5、第22条の3）において、「診療に関する諸記録」に位置づけられ、2年間の保管が規定されています。

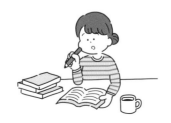

本書の構成と活用方法

本書は3部構成になっています。看護実習記録の書き方のコツに加えて、看護実習で活用できるさまざまなノウハウを、ななえるの学生時代の経験や「看護過程ドットコム」に集まった看護学生の声からピックアップしました。

本書の構成

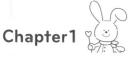

Chapter1　看護実習記録の書き方

看護実習記録の書き方を中心に解説します。看護実習記録の内容を充実させるためのポイントを具体例を挙げて紹介しています。応用して活用しましょう。

Chapter2　看護実習をスムーズにこなすポイント

実習をうまく乗り切るためのコツを、テンプレートや筆者が実際に書いたノートを提示しながら紹介します。実習に悩みや不安を抱えている学生はぜひ参考にしてみてください。

Chapter3　看護実習の前に準備しておきたいこと

看護実習前に準備しておくとよいことや、実習中にあると便利なアイテム、効率のよい勉強法などを紹介しています。看護実習がはじめての学生や、実習直前に基本的な身だしなみやもっていくものをふりかえりたい学生は読んでみてください。

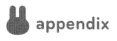

appendix

巻末に実習中にあると便利な「検査データ・基準値」「医療専門用語」も掲載しています。記録を書くときに活用してください。

このように活用しよう！

看護実習記録は、実習で経験したすべてのことが記録の種になります。指導者や患者との些細なやりとりの内容や、事前学習の有無によって、実習で得られる情報が変わってくるものです。ぜひ本書を活用して、看護実習でより多くの知見を持ち帰りましょう！

記録の内容に自分の担当患者を当てはめて書いてみよう

実習で担当する患者が決まったら、関連する（もしくは該当する）ページに目を通しましょう。

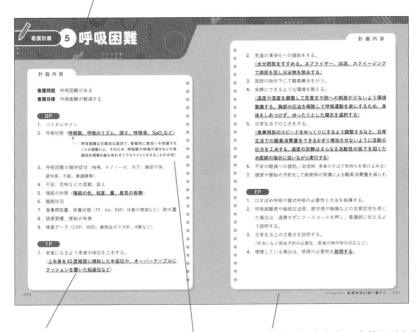

下線部は特に個別性が出せるところです。

押さえておきたいポイントはワンポイントアドバイスにまとめているので、ぜひチェックしてください。

自分の担当患者の症状などを当てはめてアレンジしましょう！表現をマネして書くことで看護過程が身につき、アレンジすることで自分の担当患者ならではの個別性が出せます。

看護学生の不安をさまざまな角度から解消！

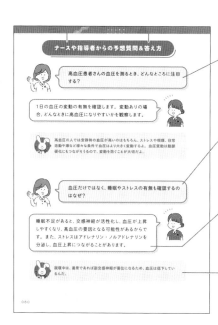

指導者からの予想質問＆回答も症状ごとに掲載。

学生時代の経験や「看護過程ドットコム」に寄せられた看護学生の声をもとに質問されやすい内容をまとめています。

そのまま暗記する必要はなく、質問されたときに根拠に基づく回答をし、それを看護計画に活かすことが大切です。

回答のポイント解説もお見逃しなく！

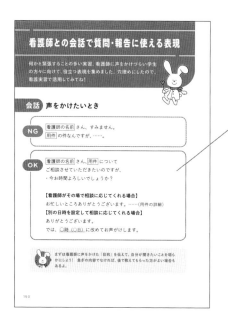

実習で使える言語表現もテンプレート形式で掲載しています。自分の状況に合わせて活用しましょう。

実習の場で実践する

第1章〜3章で学んだことは、看護実習中にどんどん活用してください。実習中は実習記録を書くことも意識し、本書で紹介する「必要な情報」や「個別性の出し方」を取り入れて、実習記録のもとになる情報を収集することを心がけましょう。重要な情報の抜けや漏れがないかもきちんと確認しましょう。指導者がこわいと感じたり、患者とうまくコミュニケーションがとれないと感じたりしたときは、正しい表現やあいさつ、会話に使えるフレーズなどをおさらいし、あらためて向き合ってみましょう。読んで理解するだけではなく、実際に使ってみることで、初めてきちんと身につけることができます。

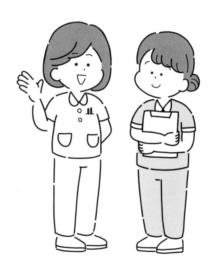

Chapter 1 看護実習記録の書き方

Chapter 2 看護実習をスムーズにこなすポイント

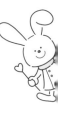

Chapter 3 看護実習の前に準備しておきたいこと

Chapter 1

看護実習記録の書き方

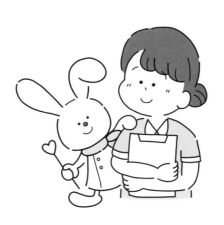

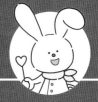

実習記録に使える！
看護実習記録の内容

看護実習記録の書き方を学ぶ前に、まずは記録の内容とそれぞれの役割を簡単に解説します。種類が多くて覚えるのが大変かもしれませんが、一緒に少しずつ覚えていきましょう！

看護実習記録に記入する内容

看護実習中は、指定された記録用紙に、看護過程の展開を記録していきます。この記録は、患者の状態を頭の中で整理するためにも、とても重要なため、情報を正しく収集し、記入することが大切です。

まず、看護実習記録には、具体的にどのような内容を記入していくのかを理解しましょう（※学校や実習先により、実習記録の書式や求められる内容は異なります。ご自身の学校や実習先の規定に準じて書きましょう）。

事前準備：行動計画（p.24〜）

目標や計画を明確化させるため、実習中の毎日のスケジュールを立てる

1. 情報収集・アセスメント（p.28〜）

　…患者の情報を収集し、問題の所在を明らかにするために分析する

2. 関連図（p.50〜）

　…情報同士のつながりを図式化し、患者の全体像を把握することで、患者の看護問題を導き出す

3. 看護問題（p.72〜）

　…情報収集・アセスメントの結果、関連図から導き出された問題をもとに、患者の健康上の問題をリスト化し、実現可能な目標を明確化する

4. 看護計画（p.76〜）

　…期待される結果に達すること、患者の問題を解決することを目標に、具体策をOP、TP、EPに分けて立案する

5. 経過記録（p.138〜）

　…自身の看護介入と患者の反応・情報をSOAP形式で書き、経過や状況を把握する

6. 看護計画の実施と評価（p.140〜）

　…看護計画に沿ってケアを実施した結果とその評価を記録する

7. サマリー（p.142〜）

　…患者の治療経過や介入後の状態変化、目標の達成状況を要約して残された問題を明らかにする

看護実習記録が書けるようになると、患者に必要なケアや問題を、スムーズに導きだせるようになります。膨大な記録用紙に頭を抱えてしまうこともあるかもしれませんが、記録内容すべてが看護においてとても重要な役割を果たすものなので、少しずつ慣れていきましょう。

伝わる表現

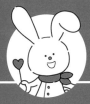

誰が読んでもわかりやすく、正確に伝わる看護実習記録を書くためには、適切な表現を用いることが大切です。ここでは実習記録に使える表現を集めました。ポイントをつかんで、実習記録を書くときに意識して使ってみましょう！

1 あいまいな表現を使用しない

NG 聴診すると、**異常な音**が聴こえた。

> 「異常な音」って、具体的にはどんな音？

OK 聴診すると、**チリチリという捻髪音**が聴こえた。

> 音や感触、においや形状はチリチリ（捻髪音）ヒューヒュー（笛音）などとできるだけ具体的に記載しよう！

2 誤解を招く表現を使わない

NG 勝手に車いすに乗ろうとしている。

 「勝手に」はあくまで医療者側の主観だよ。

OK <u>自力で車いすに移ろうとしている姿が</u>
<u>みられる。</u>

医療者側の主観ではなく、患者をきちんと観察して
できるだけ客観的な表現を心がけよう！

3 根拠のある文章を書く

NG 排尿に関しては<u>問題ないと考えられる。</u>

 なぜそう考えるの？　根拠は？

OK <u>自立排尿が可能であり、排尿回数は</u>
<u>（○回/日）と正常範囲内である。入院前</u>
<u>と比較しても、量・回数は同様であるこ</u>
<u>とから、排尿は問題ないと考える。</u>

「問題ない」と判断した根拠を必ず併記しよう！

4 検査値からわかることを書く

NG 血清アルブミン値が<u>基準値より低い</u>。

↳ 低いことから何がわかるの?

OK 血清アルブミン値は○g/dLと低く、
<u>術後の創部治癒が遅延する可能性がある</u>。

↳ 検査値は「低い」「高い」だけでなく、
そこから推測できるまで記録しよう。

5 略語は原則使用しない

NG <u>DM</u>と<u>HT</u>あり。

↳ 正確な表記を使って正しく学習しよう。

OK <u>糖尿病と高血圧</u>がある。

↳ 学生のうちから略語を多用すると、正しい言葉遣いを身につける機会
を失ってしまうよ。略語は原則使わないようにしよう。

6 学習した医療用語は積極的に使用する

NG 今までにかかった病気に糖尿病があり、感染しやすい状態。

↳ 医療用語ではどのように表現するんだっけ？

OK 既往歴として糖尿病があり、易感染状態。

↳ 医療用語は現場で今後もずっと使用するため、覚えたものから記録に使用して正しく覚えていこう。

7 ケアの内容は具体的に書く

NG 精神的なサポートをしていく。

↳ メンタルケアっていろいろあるけど、たとえばどんなことをするの？

OK 患者の言葉に耳を傾け、疾患の受け止め状況を見守りつつ、必要に応じて情報提供する。

↳ 問題点や課題を明確にするためにも、実施予定・実施後のケアの内容は具体的に書こう。

8 正しい医療用語を使う

NG 腹部の<u>グル音</u>は正常。

└─ 「グル音」は間違った医療用語。記録には不適切。

OK 腹部の<u>腸ぜん動音</u>は
10回／分聴診され正常である。

└─ 正しい医療用語を使って書くことで、誰にでも正確に伝わる記録になるよ!

9 具体的な数値で書く

NG ベッドを<u>少し</u>起こして<u>食事を摂取</u>した。

└─ 「少し」や「なるべく」といった表現は、捉え方に個人差があるよ。
数字で表せないか考えてみよう。

OK ベッドの<u>ギャッジアップ70度</u>の状態で、
<u>食事を1/2程度摂取</u>した。

└─ 具体的な数字を用いて、より具体性のある記録にしよう!

10 表情や言動から心理面も観察しよう

NG 炎症兆候はなく、経過は良好と考えられる。

↳ 身体の観察以外にも、表情や言動にも注目してみると……？

OK 炎症兆候はなく、術後経過は順調である。Aさんは表情が明るく、「リハビリをがんばりたい」との発言もあり、精神的にも前向きであると考えられる。

↳ 身体面のほか、心理面にも注目すると、個別性も出て、より充実した記録内容になるよ。

アセスメントに使えるテンプレート

空欄部に自分の受け持ち患者を当てはめて、アセスメントを書くときに応用しよう。

① 現在は□□□という状況である
② この原因として□□□が考えられる
③ この状態が続くと□□□となる可能性がある
④ そのため、今後□□□を実施し□□□を観察する

行動計画を立てよう

行動計画は、看護実習において、さまざまな目標を計画的に実施していくためにとても重要です。行動計画の立て方・書き方のコツを押さえて、日々の計画を立てられるようにしましょう。

行動計画とは

行動計画とは、看護実習における1日のスケジュールを記載したもののことです。看護学生はこの行動計画に沿って、毎日の看護に取り組みます。

行動計画を書くことは、主に以下の3点を目的としています。

1. 目標意識を持って実習に取り組む
2. 予定を明確化し、指導者から適切なアドバイスと援助を受ける
3. 1日の実習を振り返って目標の達成度合いを評価し、翌日の実習に活かす

行動計画は、基本的には毎日記載するため負担もありますが、日々の看護において重要な役割があるため、きちんと書けるようにしましょう。

行動計画をしっかり立てることで、その日1日自分がどのタイミングで、何をすべきかがわかるよ！

行動計画の予定の組み方・用紙の書き方

行動計画の予定の組み方がわかりません。

まずは、前日にカルテを見て、患者の1日のスケジュールを把握しておくことが大事です。

「行動計画って、何から書き始めればいいのかわからない……」と悩む学生も多くいます。行動計画用紙には、その日にやることを時系列に記載していきます。そのため、予め決まっている**実習のスケジュールと患者のスケジュールを先に記入**すると書き進めやすくなります。

患者のスケジュールを確認するときは、以下のチェックリストの内容を参考にしてみてください。

✓ 行動計画チェックリスト

☐ **検査の日時と内容**

☐ **清潔ケアの頻度と内容**

☐ **リハビリの日時と内容**

☐ **面会の日時**

☐ **病状説明や治療の有無**

病棟の週間予定(シーツ交換など)も初日に把握しておこう!

行動計画用紙の見本

「行動目標」では、患者を主語とした目標と自分を主語とした目標を立てるよ。※学校により異なるので注意!

「患者の目標」は、「立てた看護計画の達成に向けて、その日に患者さんにどうなってもらいたいか」を軸に考えて書こう。

「自分の目標」は、実習要項や実習評価表に載っている実習目標を軸に考えても、前日自分ができなかったことを軸に目標を立ててもOK!

〇月〇日 ××実習〇日目 氏名＿＿＿＿

行動目標

患者の目標: ◀‑‑‑‑‑
足浴を通して皮膚の清潔を保ち、爽快感を得て気分転換を図ることができる

自分の目標: ◀‑‑‑‑‑
術後〇日目の患者の状態を観察し、異常の早期発見と合併症予防を行う

時間	実施項目	内容
8:00	患者に挨拶	睡眠状況の確認をする。
8:30	申し送り	夜勤帯の患者の情報を収集する。
9:00	情報収集 行動調整	検査データやスケジュールの変更がないかを確認し、計画してきた援助内容と方法、時間が適切かを判断し、適宜修正する。
9:30	環境整備	線部は右ページのポイントを参照してね! ❶転倒を予防するため、ベッド柵、ストッパーを確認し患者のチューブ類を整理する。無理なく患者の手が届くよう、❷ティッシュはオーバーテーブルの上、ナースコールは右手側に配置する。
10:00	バイタルサイン測定	特に、❸昨日は平常時より血圧低下がみられたため、血圧変動の有無に注意する。
11:00	休憩	
12:00	配膳 食事介助	食事摂取量、食欲について確認する。 ❶誤嚥を予防するため座位で、頸部が軽度前屈するよう体位を調整する。
13:00	口腔ケア	口腔内の状態を観察し、食物残渣の有無がないか確認する。
14:00	バイタルサイン測定 足浴	足浴実施が可能かどうか確認する。足浴はどこで、体位(姿勢)はどのようにして行うかも確認する。 ❷患者の好みにあわせて42℃の温かめのお湯で実施する。 ❸昨日は下肢乾燥がみられたため、皮膚の乾燥状況を観察する。
15:00	カンファレンス	(❹#3セルフケア不足 TP②参照)

「内容部分」には、その時間に何をするかを具体的に記入しよう。

行動計画の内容を充実させるためのポイント

ポイント❶ どんな目的で何をするかを書こう

〈例〉 転倒を予防するため、どんな目的で

　　　ベッド柵、ストッパーを確認し患者のチューブ類を整理する。
　　　　　　　　　　　　　　　　　何をするか

〈例〉 誤嚥を予防するため座位で、頸部が軽度前屈するよう体位を調整する。
　　　どんな目的で　　　　　　　　　何をするか

ポイント❷ 受け持ち患者だけの情報を入れて個別性を出そう

〈例〉 ティッシュはオーバーテーブルの上、ナースコールは右手側に配置する。

〈例〉 患者の好みに合わせて42℃の温かめのお湯で実施する。

ポイント❸ 前日の情報を取り入れて継続的で個別的なケアができるようにしよう

〈例〉 特に、昨日は平常時より血圧低下がみられたため、血圧変動の有無に注意する。

〈例〉 昨日は下肢乾燥がみられたため、皮膚の乾燥状況を観察する。

ポイント❹ 細かい手順は記載せず要点だけを書てもいいよ

ケアの手順などの詳細は看護計画に記載して「＃（該当の看護計画）参照」と書いてもよい。

〈例〉 ＃3セルフケア不足　TP②参照

> 行動計画の書き方やポイントを意識して、実際に書いてみよう！

情報収集・アセスメント

情報収集とアセスメントは、患者の身体的、心理的、社会的状態について の課題を分析し、必要なケア内容を明確化するためにとても大切 なステップです。例文を参考に、しっかり書けるようにしましょう。

情報収集・アセスメントとは

看護過程におけるアセスメント（A）とは、**患者の状態を把握・分析するこ と**を示します。アセスメントを行うには、事前に患者本人や家族、カルテな どから必ず情報収集をする必要があります。

情報は、**主観的情報（S）** と **客観的情報（O）** に分けて時系列に収集します （くわしくは p.138-139 参照）。アセスメントは、収集した情報をさまざまな文 献を使用して根拠を調べながら行います。

アセスメントは以下のようなステップで行います。

1. Sデータ、Oデータから患者の現状を判断し、それらの原因・ 誘因を書く
2. その状態が継続した場合、どのようなことが起こりうるかを書く
3. 1, 2を踏まえ今後どのような看護をしていく必要があるかを書く

アセスメントを書くためのポイント

適切なアセスメントを書けるようにするためのポイントを押さえましょう。

■ ペーパーペイシェントを活用する

看護実習の事前課題では、情報収集・アセスメントについて理解を深めるために**ペーパーペイシェントと呼ばれる、ある患者の情報を整理して記載するための記録用紙やデータ**が配布されます（p.32、p.40参照）。それを参照し、どの情報（Sデータ、Oデータ）を、どの項目で、どのように活用してアセスメント（A）を行うかを考えます。各項目で、どの情報が本当に必要なのかを見極められるように演習を重ねましょう。

■ 集めるべき情報を知る

患者やカルテなどから収集したSデータ、Oデータを整理し、適切にアセスメントするためには、人間を系統的に捉えるための枠組みを用いるのが効果的です。ここでは看護実習で多く用いられる、**ゴードンの11の機能的健康パターン**と、**ヘンダーソンの14の基本的欲求**をご紹介します。

ゴードンの11の機能的健康パターン

特徴	項目
アメリカの看護学者、マージョリ・ゴードンが作成した11の機能的健康パターンは機能から分類されているため、どのような看護場面でも使うことができる。	①健康知覚／健康管理　②栄養／代謝 ③排泄　④活動／運動　⑤睡眠／休息 ⑥認知／知覚　⑦自己知覚／自己概念 ⑧役割／関係　⑨セクシュアリティ／生殖 ⑩コーピング／ストレス耐性　⑪価値／信念

ヘンダーソンの14の基本的欲求

特徴	項目
アメリカの看護理論家、ヴァージニア・ヘンダーソンが著書『看護の基本となるもの』の中で挙げた、人間の基本的な欲求。14の構成要素から成る。患者の欲求が「未充足」か「充足」かを分析し、未充足の場合はその原因を検討する。	①正常に呼吸をする ②適切に飲食をする ③あらゆる排泄経路から排泄する ④身体の位置を動かし、よい姿勢を保持する ⑤睡眠と休息をとる ⑥適切な衣服を選び、それを着たり脱いだりする ⑦衣類の調節と環境の調節により体温を生理的範囲内に維持する ⑧身体を清潔に保ち、身だしなみを整え、皮膚を保護する ⑨環境のさまざまな危険を避け、また他者を傷害しないようにする ⑩情動、欲求、恐怖、意見などを表現して他者とコミュニケーションをもつ ⑪自分の信仰や価値観に従って行動する ⑫なにかやりとげたという実感をもたらすような仕事をする ⑬遊ぶ、あるいはさまざまな種類のレクリエーションに加わる ⑭正常な発達と健康につながるような学習や、発見をし、好奇心を満足させる

それぞれの項目でどのような情報が必要かを考え、p.32〜49の例文で確認しよう。

■ コミュニケーションをとりながら情報収集をするには

患者とコミュニケーションをとることで重要な情報（Sデータ）を得ることができます。ただし、会話から情報を聞き出す際には注意点があります。

（訪室してすぐに）苦しさはないですか？

……！　ないです。

このように、唐突な一問一答形式の対話からやりとりを始めてしまうと、患者によっては疲れたり、驚いたりしてしまうこともあります。
では、次の会話はどうでしょうか？

もうすぐお昼ですね！　△△さんはどんなものがお好きですか？

かつ丼が好きだけど、今は塩分制限で食べられないね。

自然な会話の中で、患者は入院により好きなものを制限されていることがわかりました。これがヘンダーソンの14の基本的欲求の「②適切に飲食をする」における「未充足項目」となります。このように、**会話をひと工夫することで、患者からさまざまな情報を引き出すことができます**。このポイントをおさえ、枠組みを用いたアセスメントの例文を確認しましょう。

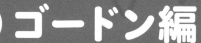
ペーパーペイシェント情報

Aさん　80歳女性　夫と2人暮らし　150cm 45kg BMI 20
家庭内で家事を担当　娘家族は別世帯で近くに住んでいる。趣味は散歩。
右大腿骨頸部骨折　人工骨頭置換術にて入院となる。骨粗鬆症の既往歴あり。
入院前　食事と運動のアドバイスにて毎日のウォーキング、カルシウム、ビタミンD、ビタミンKの摂取を心掛けていた。夜間トイレに目覚めることがあった。
視力は、眼鏡で矯正済。その他の感覚器は問題なく入院前の日常生活への支障なし。
術後3日目
膀胱留置カテーテル抜去　トイレは看護師介助　3日ぶりに少量排便あり。　腹部膨満感、残便感はなし、腸蠕動音微弱。
車椅子移動　術後1日目よりベッド上リハビリ開始、術後3日目リハビリ室で立ち上がり練習。
リハビリ時間外はベッド上で臥床している事が多く、夜間はトイレに起きる以外は眠っている。
疼痛は、立位時NRS3、就寝前NRS4〜5で眠前に痛み止めの坐薬を使用
食事摂取量は8割（常食）1500kcal　水分摂取量 600〜700mL/日　Alb：3.7g/dL　TP：6.5g/dL
病状や治療方針などの説明をメモし、熱心に聞く様子あり。

1. 健康知覚／健康管理

情報（S、O）	アセスメント（A）
S：転んで骨折しないように気をつけていたのに。 S：また転んでしまうと思うと歩くのが怖いです。 O：80歳女性 　　右大腿骨頸部骨折 　　骨粗鬆症の既往歴あり	●入院前から骨折に対する認識があり、転ばないように気をつけていたこと、食事と運動のアドバイスを受け生活に気をつけていたことから、健康管理に対する認識に問題はないと考えられる。 ●転倒したことで、現在は歩行に対する恐怖心があると考えられ、活動量

食事と運動のアドバイスを受け、毎日のウォーキング、カルシウム、ビタミンD、ビタミンKの摂取を心掛けていた

↑ここは、患者の疾患や合併症、治療に対しての理解など今の状態だけでなく、入院前の受診行動なども合わせて、患者の健康管理への認識に問題はないか?という視点で情報収集するよ。

が増えないリスクがある。

●廃用症候群や術後合併症を予防するため、活動量を増やし、そのことを理解できるよう支援する。また、不安に感じている原因をなくしていく看護を行う必要がある。

↑----「○○を予防する」だけでなく「○○を予防するために×××という看護を行う」のように、看護の方向性を記述してみよう。

2.栄養／代謝

情報（S、O）	アセスメント（A）
S：あまり食欲もないし、のども乾いていない。 O：食事摂取量は8割（常食）1500kcal O：80歳女性150cm 　45kg BMI：20 　Alb：3.7g/dL TP：6.5g/dL O：車椅子移動 　リハビリ時間外はベッド上で臥床していることが多い **必要な栄養状態は維持できているのか?をアセスメントするよ。健康・栄養状態の分析をするために血液検査項目の中ではTP、Albを見ることが多い。**	●BMIは正常範囲内、Alb・TPは高齢者の基準値内であるため今のところ問題ない。しかし、食欲がないとの発言があり、食事摂取量は8割（摂取エネルギー約1200kcal/日）であるため、75歳以上の女性で身体活動レベルIの推定エネルギー必要量の1400kcal/日と比較すると少ない状態である。 ●食欲不振や栄養量が不十分な状態が継続すると、創傷治癒遅延や感染症などの術後合併症が生じるリスクがある。 そのため、食事摂取量を観察し、活動量を増やすなど患者の食欲が増えるような工夫を取り入れる必要がある。

3. 排泄

情報（S、O）	アセスメント（A）
S：トイレくらい自分でしなくちゃね。忙しいのにすみません。 S：あまり食欲もないし、のども乾いていない。 O：80歳女性 　車椅子移動　トイレは看護師介助 O：食事摂取量は8割（常食）1500kcal 　水分摂取量 　600~700mL/日 O：術後3日目　3日ぶりに少量の排便あり O：腹部膨満感、残便感はなし、腸蠕動音微弱 O：リハビリ時間外はベッド上で臥床していることが多い	●加齢や活動量の低下があり、排便量も少なく、腸蠕動音も微弱であることから、腸管運動機能が低下していると考えられる。 ●また、看護師によるトイレ介助に対して申し訳ないという気持ちがあることで排便が抑制される可能性がある。<u>水分摂取量は少なく、食欲の低下も見られていることから、便秘につながるリスクがある。</u> ▲ 排泄のアセスメントでは、排泄回数だけでなく、食事摂取量、水分摂取量、また腹部の観察も合わせてアセスメントしよう！ ●適切な排泄が行われるよう、安静の指示範囲内で活動量を増やし、水分や食事摂取の必要性を伝える。また、便意を遠慮せずに伝えるよう、羞恥心に配慮しながら声掛けをする必要がある。

4. 活動／運動

情報（S、O）	アセスメント（A）
S：また転んでしまうと思うと歩くのが怖いです。	●リハビリ時間外はベッド上で臥床しており、転倒した経験によって歩行

S：手術した所が外れな
いかが心配。

O：車椅子移動　トイレ
は看護師介助

O：術後3日目　リハビ
リ室で立ち上がり練習
リハビリ時間外はベッド
上で臥床していること
が多い

の恐怖や自信喪失が生じ、臥床時間
が長くなっていることが考えられる。
●患者の不安になっている気持ちを傾
聴し、少しずつ活動を増やすことが
出来るよう支援する。
●また、脱臼予防に対する指導も取り
入れ、患者が感じている不安を軽減
するよう努める必要がある。

5. 睡眠／休息

情報（S、O）	アセスメント（A）
S：夜1〜2回トイレに起きるけどよく眠れました。 S：立つときと寝る前がちょっと痛かったけど、今はしびれや痛みはないです。 O：リハビリ時間外はベッド上で臥床していることが多い O：夜間はトイレに起きる以外は眠っている 入院前も夜間トイレに目覚めることがあった	●排尿による中途覚醒はみられているが、睡眠を妨げる痛みはなく満足な睡眠が得られており、現在は問題ない。 ●しかし、日中は臥床していることが多く、活動量の減少から生活リズムの変調をきたし、睡眠障害へつながるリスクがある。 ●そのため、安静の指示範囲内で活動量をあげ、活動と休息のバランスを保ち、患者の生活リズムを整える必要がある。 症状や、入院による睡眠や休息への影響はないか？睡眠や休息不足が日常生活へ影響してないか？をアセスメントするよ！

6. 認知／知覚

情報（S、O）	アセスメント（A）
S：立つときと寝る前がちょっと痛かったけど、今はしびれや痛みはないです。 S：大きい字のほうが見やすいかな。 O：立位時はNRS3、就寝前はNRS4～5程度 O：眠前に痛み止めの坐薬を使用 O：視力は、眼鏡で矯正済。その他の感覚器は問題なく入院前の日常生活への支障なし O：病状や治療方針などの説明をメモし、熱心に聞く様子あり	●疼痛やしびれについて医療者に伝え、鎮痛薬を使用したことから、自身の身体の状態を認識し、それを医療者に伝えることができている。 ●治療方針など十分理解可能であると考えられることから認知、知覚機能は問題ない。 ●患者は視力矯正しているが、大きい字のほうが見やすいとのことから、説明に使う資料はなるべく大きく見やすい字のものを使用する必要がある。 「大きく見やすい字のものを使用する」のは患者が「大きい字の方が見やすい」と言っていたから。このように患者に合わせた方法を取り入れることが個別性のある看護計画につながるよ。

患者の疾患や、治療に対する知識不足や誤認識はないかな？
「認知／知覚のアセスメント難しいです」という声が多いよ。コツは視力や聴力、コミュニケーション能力や感覚麻痺などの情報をもとに、認知機能はどうか、理解力はどうか？をアセスメントするといいよ。

7. 自己知覚／自己概念

情報（S、O）	アセスメント（A）
S：いつも転んで骨折しないように気をつけて	●転倒を経験したことによる恐怖感を感じており、歩行に対する自信喪失

いたのに。

S：また転んでしまうと思うと歩くのが怖いです。

S：トイレくらい自分でしなくちゃね。忙しいのにすみません。

O：右大腿骨頸部骨折　人工骨頭置換術術後

O：術後3日目
車椅子移動　トイレは看護師介助
リハビリ室で立ち上がり練習　リハビリ時間外はベッド上で臥床している事が多い

がうかがえる。

●この状態が続くと、患者がみずから活動の拡大を制限することで身体機能の低下や安静臥床による筋力低下が起こり、転倒リスクを高めることにつながる。
また、下肢手術によるバランス保持能力の低下や、人の手を借りることに申し訳なさを感じていることから1人で動いてしまうことも考えられ、これらも転倒リスク要因になる。

●そのため、患者に活動の必要性を伝えるとともに、患者の自立度合いに応じた介助をして安全な歩行の方法を獲得できるよう援助する。

●また、不安を表出するよう伝え、気持ちを受け止めることで患者が再び自信を取り戻すことができるように支援する。

ここでは、疾患や治療、今後に対しての患者の受け入れ状況や、恐怖や不安はないか？を分析しよう。

8. 役割／関係

情報（S、O）	アセスメント（A）
S：子どもが近くに住んでいるからよく行き来しています。 S：いま私がこうなったから子どもが家のこと手伝ってくれている。	●今回の入院に伴い、家族内でこれまでと同様の役割を果たすことはできていない。しかし、別世帯の家族が近くに住んでおり、もともと患者が行っていた家事などのサポートは受けることができていることから、協

O：夫と2人暮らし

　Aさんは、家庭内で家
　事を担当していた

O：娘家族は別世帯で近
　くに住んでいる

力体制は築けていると考えられる。

ここでは今回の入院や症状、治療によっ
て社会生活や、家族内での役割、経済
状況へどのような影響が考えられる
か？家族など周囲のサポートは得られる
か？家族の負担状況はどうか？を分析
するよ！

9. セクシュアリティ／生殖

情報（S、O）	アセスメント（A）
性的問題に関する発言なし O：女性器疾患の既往なし O：結婚、出産歴あり	●性的問題に関する発言なし ●セクシュアリティとして問題となる 　ことはないと考えられる。

ここでは、パートナーとの関係、性の自認、
性に対する考え方、生殖機能に関わる既
往歴、現病歴（卵巣腫瘍や精巣腫瘍など）
結婚、パートナー、子どもの有無などの情
報を集めよう！

10. コーピング／ストレス耐性

情報（S、O）	アセスメント（A）
S：散歩はストレス発散 　にもなるんですよ。 S：また転んでしまうと思 　うと歩くのが怖いです。 S：子どもが近くに住ん 　でいるからよく行き来 　しています。	●散歩によりストレス発散をしてきた 　ことから、日常生活におけるコーピ 　ングは持ち合わせていたと考えられ 　る。また家族との関係性も良好。 ●しかし、歩行への恐怖心から現在は 　ベッド上で臥床していることが多く 　不安やストレスに対するコーピング

O：趣味は散歩

O：リハビリ時間外はベッ
　　ド上で臥床している事
　　が多い

O：夫と2人暮らし

が不足していると考えられる。この
状態が続くとストレスが蓄積し、退
院後に趣味の散歩ができなくなる可
能性がある。

●歩行に対する不安感をなくしていけ
るよう、気持ちを傾聴し患者の成功
体験を積み重ねる援助が必要である。

他にも、ストレスが生じたときにどん
な方法で発散しているか？
それを、入院中も継続するためにはど
んな事ができるかを書いてみよう！

11. 価値／信念

情報（S、O）	アセスメント（A）
S：治療は頑張るけど、頑張りすぎないのも大事よね。 O：信仰はなし	●今後の療養に影響を与える価値観や宗教は現在のところない。 ●「治療は頑張るけど頑張りすぎない」という患者の大切にしている考え方を尊重できるように関わる。

ここは少し難しいけど、患者自身の
中での強い信念や、どんなことに価
値観を置いているか？家族内での
ルール、信仰の有無などの情報か
ら、治療に影響を及ぼす価値観や信
念はないか考えていくよ。

ペーパーペイシェント情報

Bさん　63歳男性　会社員（現在仕事は休職中）身長170㎝　体重68kg（前回の外来時65kg）BMI：23.5　TP：7.0g/dL　Alb：4.5g/dL

言語障害なし、視力、聴力問題なし。妻と2人暮らしで子供は隣の県に住んでいる。庭の手入れとペット（犬1匹）の散歩を担当している。趣味は旅行。

60歳から慢性心不全で内服治療を行ってきた。1週間前から息切れを感じ、夜間時の呼吸困難から受診。慢性心不全憎悪のため入院となった。

入院前　ADL自立　1～2日に1回排便あり　23時就寝　6時起床　塩分の多い食事を好む。自宅から1時間半かけて通勤していた。重い荷物を運ぶ作業もある。

入院時　体温：36.1℃　脈拍：110回/分　血圧：96/60mmHg　呼吸数：28回/分
SpO_2：90%　両下肢浮腫中等度

4人部屋入院　室温23℃、湿度55%に保たれている。

Bさんの希望で毛布1枚追加し、その後適宜毛布を使用している様子がみられている。

入院5日目　体温：36.2℃　脈拍：80回/分　血圧：112/72mmHg　呼吸数：18回/分
SpO_2：97%（酸素吸入療法：鼻カニューレ　3L/分）両下肢浮腫軽度

心負荷軽減のためベッド上安静、端座位可能。

日中はベッド上で横になり、うとうとしている様子あり。

週3回更衣をしており、袖を通すなど一部の更衣動作には介助が必要である。

週2～3回清拭、毎日陰部洗浄、週2回洗髪にて清潔保持している。

ベッドサイドポータブルトイレ利用　1～2日に1回排便あり。

塩分制限食（6g/日）全量摂取　飲水量400mL/日程度

TP：7.0g/dL Alb：4.5/dL

21時30分就寝　5時30分起床

モニター装着

左前腕より点滴　薬物療法（維持液 500mL/日、利尿薬、血管拡張薬、強心薬）

尿量は1700mL/日 Na：140mEq/L　K：4mEq/L　清拭時に、仙骨部に発赤。表皮剥離なし。

1. 正常に呼吸をする

情報（S、O）	アセスメント（A）
S：呼吸はだいぶ楽になったよ。	●入院時、呼吸数は正常値より多く、SpO_2も低値で呼吸困難がみられて

S：動いているとちょっ
と苦しくなるかな。

O：入院時　呼吸数：28
回/分　SpO$_2$：90%
呼吸困難感あり

O：入院5日目
呼吸数：18回/分
SpO$_2$：97%　酸素吸入
療法（鼻カニューレ　3L
/分）
薬物療法（維持液
500mL/日、利尿薬、
血管拡張薬、強心薬）

おり、左室のポンプ機能低下から肺
うっ血を生じ、血液の酸素化が妨げ
られていたと考えられる。薬物療法
と酸素療法を行い、現在は呼吸困難
感はなく、SpO$_2$も上昇し、肺うっ
血は改善されてきたと考えられる。
● しかし、労作時の呼吸困難を訴えて
いることから、今後もバイタルサイ
ンの変化に注意するとともに、心負
荷に伴う症状の変化を観察する必要
がある。

> 患者の状態について、病態
> 生理を絡めて分析する！

2. 適切に飲食をする

情報（S、O）	アセスメント（A）
S：味が薄くて味気ないね。 O：塩分の多い食事を好む O：塩分制限食（6g/日） 　全量摂取　TP：7.0g/ 　dL Alb：4.5g/dL	● TP、Albは正常範囲内であり、入院 後も食事全量摂取できているため栄 養状態は問題ない。しかし、患者は 塩分の多い食事が好みであり、味気 ないという発言もあることから、食 事への満足が得られていないと考え られ、この状態が続くと食事摂取量 の低下の恐れがある。 ● そのため調味料の代用など、食事を 苦痛なく摂取できるよう工夫する必 要がある。

> 「食事を工夫する」だけでなく「ど
> んな工夫」か、具体的に書こう！

3. 身体の老廃物を排泄する

情報（S、O）	アセスメント（A）

S：座って排便できるの
　はいいね。

O：ベッドサイドポータ
　ブルトイレ利用

O：尿量は1700mL/日

O：左前腕より点滴。薬
　物療法（維持液 500mL/
　日、利尿薬、血管拡張
　薬、強心薬）塩分制限
　食（6g/日）全量摂取
　飲水400mL/日程度

O：Na：140mEq/L K：
　4mEq/L

O：入院前：1〜2日に
　1回排便
　入院後：1〜2日に1
　回排便
　腸蠕動音　聴取可
　ベッド上安静、端座位
　可能

●患者の尿量は、基準値である1000
　〜1500mL/日と比較すると多く、
　水分出納バランスはアウトオーバー
　となっている。これは、心不全の治
　療で利尿薬が投与されていること、
　また、両下肢浮腫も改善しているこ
　とから、体内の水分が多く排泄され
　ているためと考えられる。現在、電
　解質に異常はみられていないが、利
　尿薬の投与によって電解質に異常を
　きたす可能性がある。
　そのため、引き続き尿量や飲水量、
　電解質や体重の増減などを観察し、
　異常の有無を確認する必要がある。

●また、現在ポータブルトイレにて排
　便あり、入院前と同等の排泄習慣と
　なっていると考えられる。

●しかし、安静の指示により、活動量
　が減り、腸蠕動運動は低下し便秘の
　恐れがある。便秘が続くと食欲の低
　下、腹部症状による苦痛、精神状態
　に影響を及ぼす可能性が考えられる。

●そのため、今後も患者の排泄状況を
　観察し、排便が見られない場合には、
　適宜温罨法などによる腸蠕動運動の
　促進も検討する。

排泄の習慣は個人差が大きいため、入
院前はどうだったのか？という情報や、
身体面だけでなく精神面の情報も得て
排便状況を把握し、その人に応じた排
便が保てるようにすることが大事！

●またトイレ移乗などの労作時には疲労や呼吸困難などの出現に注意する。

4. 身体の位置を動かし、よい姿勢を保持する

情報（S、O）	アセスメント（A）
S：あまり動いちゃいけないと言われているし、点滴がじゃまで困る。 O：入院前：ADL自立 　　入院中：ベッド上安静、端座位可能 O：酸素吸入療法（鼻カニューレ　3L/分） O：左前腕より点滴、モニター装着 O：入院5日目の清拭時に、仙骨部に発赤がみられた。表皮剥離はなし	●患者は、入院前は身体的にも精神的にも自立して活動してきた。現在、安静の指示があり、点滴やモニター、鼻カニューレなどの装着物により思うように動くことが出来ない状態にストレスを感じていると考えられる。 ●この状態が続くと闘病意欲の低下、セルフケア不足につながる可能性あり。 ●そのため、現在の制限や装着物の必要性について説明し、環境整備するとともに制限がある中でも患者が満足できるような活動を一緒に考える援助が必要である。 ●仙骨部に表皮剥離はないが皮膚発赤がみられ、長期臥床による血液循環の低下が考えられる。この状態が持続することで、同一部位への圧迫、摩擦などにより褥瘡へ進行する可能性が考えられる。 ●そのため、安楽な体位（ファウラー位など）をすすめ、体位をこまめに変える必要性を伝え清拭による清潔保持と皮膚の観察に努める。

現在の状態について整理したら、この状態が続くとどんなことが起こりうるか、分析しよう。

5. 睡眠と休息をとる

情報（S、O）	アセスメント（A）
S：チューブも気になる 　　し、ぐっすり寝た感じ 　　はしないな。 O：入院前：23時就寝 　　6時起床（7時間睡眠） 　　入院中：21時30分就 　　寝　5時30分起床（8 　　時間睡眠） 　　日中はベッド上で横に 　　なり、うとうとしてい 　　る様子あり O：ベッド上安静、端座 　　位可能 O：左前腕より点滴　モ 　　ニター装着 　　鼻カニューレ装着中	●入院前と比べ睡眠時間は1時間ほど 　増加しているが、点滴が気になると 　いう発言から鼻カニューレやモニ 　ターなど装着物の違和感により、熟 　睡感が得られていない。 　現在安静の指示あり、入院前よりも活 　動量が減少しているためと考えられる。 　┊┄┄日中の活動量減少や精神的不安があ 　　　　ると、睡眠障害が生じやすいため、入 　　　　院前の情報も合わせて、精神的な悩み 　　　　や活動量もアセスメントしよう。 ●また日中の傾眠によって、夜間睡眠 　時間が浅くなり睡眠が不規則になる 　可能性がある。 ●活動量低下や熟睡感の欠如、睡眠が 　不規則な状態が継続すると、睡眠リ 　ズムが乱れ、睡眠障害へつながる可 　能性がある。そのため、日中は活動 　性を高め、睡眠リズムをととのえる 　とともに、点滴類を整理し、装着物 　の違和感を軽減する。

6. 適切な衣服を選び、それを着たり脱いだりする

情報（S、O）	アセスメント（A）
S：これくらい1人でで 　　きるようになりたい。	●点滴やモニター、鼻カニューレなど 　の装着物があり、自力での着脱動作

O：左前腕より点滴　モ
　ニター装着
　鼻カニューレ装着
O：4人部屋入院
　入院中：<u>袖を通すなど、
　一部の更衣動作は介助
　が必要</u>
　入院前：更衣自立
O：週3回更衣

どのような動作はできるか、詳し
く情報をとることで、個別性のあ
るケアに繋がるよ。

は困難であるが、介助にて清潔な衣
服を身につけることができている。
●しかし、入院前は更衣自立しており、
　1人でできるようになりたいという
　発言からも、患者自身も更衣に対し
　て他者の手を借りることに戸惑いが
　あると考えられる。
●そのため本人の希望を聞きながら患
　者が自分で行えない部分を介助し、
　自尊心の低下につながらないように
　する必要がある。

7. 衣類の調節と環境の調整により体温を生理的範囲内に維持する

情報（S、O）	アセスメント（A）
S：もう1枚掛けるもの 　があれば、寒いときに 　自分でかけられる。 O：入院日、保温の希望に 　<u>て掛け物1枚追加する</u> 　<u>その後適宜毛布を使用</u> 　<u>している様子あり</u> O：入院時体温：36.1℃ 　入院5日目 　<u>体温：36.2℃</u> 　室温23℃　湿度55%	●患者の発言から、寒気に対して自ら 　掛け物で調整して体温は生理的範囲 　内に維持されており、入院時と比較 　しても平常時と変わらず、充足状態 　であると考えられる。 ●室温23℃　湿度55%と適切な数値 　であるが、定期的に室温や湿度が適 　切に保たれているか確認する必要が 　ある。

体温が生理的範囲内であるか、患者
が体温を自ら正常な体温に調節でき
るかどうかをアセスメントしよう！

8. 身体を清潔に保ち、身だしなみを整え、皮膚を保護する

情報（S、O）	アセスメント（A）
S：毎日お風呂に入りたいよ。 O：入院前：ADL自立 　　入院中：ベッド上安静、端座位可能 O：入院前：毎日入浴 　　入院中：週2〜3回清拭・毎日陰部洗浄、週に2回洗髪にて清潔保持 清潔ケアは、清拭だけでなく、爽快感が得られるように、患者に合わせてどんなケアができるかアセスメントしよう。	●入院前の清潔行為は自立しており、毎日入浴をしていたが、現在は安静の指示があり週2〜3回清拭、週に2回洗髪にて身体の清潔を保っている。 ●毎日お風呂に入りたいという発言から、現在の清潔ケアでは満足感は得られていないと考えられる。 ●清潔に対する満足度が低い状態が継続すると、不快感から気分が落ち込んだり闘病への意欲が減退したりする可能性がある。 ●そのため、<u>全身清拭をしない日もホットタオルでの部分清拭や足浴、手浴を通して爽快感が得られるような援助をする必要がある。</u> ●清潔に介助を要することで、羞恥心が増大しストレスが増す可能性もあるため、プライバシーの保護に努めながら身体の保清を図る。また、清潔介助の際は、寒暖差や労作による疲労へも注意して行う必要がある。

9. 環境のさまざまな危険を避け、また他者を傷害しないようにする

情報（S、O）	アセスメント（A）
S：これくらい1人でで	●入院前はADL自立しており、危険を

きるようになりたい。

O：入院前：ADL自立

入院中：ベッド上安静、

端座位可能

O：左前腕より点滴　モ

ニター　鼻カニューレ

装着

「環境整備をする」だけでなく -----▶
「どのように」環境整備をする
のか具体的に書こう！

察知、回避できる体力、知識があり
安全な環境で生活していたと考えら
れる。

●現在は、点滴やモニター装着してい
ることや、活動制限によってベッド
周囲の環境整備が難しいと考えられ
る。また、入院前ADLは自立してい
たため、無理して物を取ろうとして
転倒転落となる危険性がある。

●そのため、訪室の際には患者の希望
を聞きながら必要なものを取りやす
い位置におくなど環境整備し、転倒
転落の危険性を説明することで患者
が適切に危険回避行動をとることが
できるように努める。

---

10. 情動、欲求、恐怖、意見などを表現して他者とコミュニケーションをもつ

情報（S、O）	アセスメント（A）
S：毎日お風呂に入りた いよ。 S：これくらい１人でで きるようになりたい。 O：言語障害なし、視力、 聴力問題なし O：家族との直接の面会 は制限されている。妻や	●コミュニケーションを阻害する身体 の障害はなく、家族とは頻繁にコ ミュニケーションをとることができ ている。 ●また、患者の発言からも医療者へ希 望を表出することができている。 ●今後も、患者の欲求や気持ちを医療 者や家族に表出しやすい環境を提供

子どもとは電話とメールで連絡をとる様子あり

→ し、コミュニケーションを図る。

入院中の患者は精神状態が不安定になりやすいため、看護師や看護学生は忙しそうなそぶりを見せることなく、患者が気持ちを表出しやすいような環境を提供することが大事!

11. 自分の信仰にしたがって行動する

情報（S、O）	アセスメント（A）
O：現在のところ信仰する宗教は特になし	●治療や看護に支障をきたすような信念や価値は持ち合わせていないとみられ、信仰・価値観の欲求は充足である。
宗教だけでなく、患者の価値観や信念などによる疾患への影響がないかをアセスメントしよう！	

12. なにかやりとげたという感じをもたらすような仕事をする

情報（S、O）	アセスメント（A）
S：忙しくて大変なこともあるけど、まだまだがんばりたい。 S：急に休んで家族や会社に迷惑をかけているな。 O：会社員。現在仕事は休職中。自宅から1時間半かけて通勤し、重い荷物を運ぶ作業もあり。妻と2人暮らし。子どもは隣の県に住む。庭の手入れ、ペットの散歩を担当	●現在、患者は会社員として勤務し、やりがいをもって仕事をしている。 ●家庭では庭の手入れとペットの世話を担当。入院により会社は休職。仕事、家庭内での役割を果たせない状況であり、通勤時間や仕事内容から、退院後すぐには職場復帰できない可能性がある。また、作業内容からも職場復帰後も他者の支援が必要となることが考えられる。

ここでは今回の疾患によって、患者の社会的な役割への影響があるか、退院後も患者が自尊心を保ちながら生活していくことができるかをアセスメントする！

●退院後、家庭と仕事での役割について、患者が適応できるよう支援する。

13. 遊ぶ、あるいはさまざまな種類のレクリエーションに加わる

情報（S、O）	アセスメント（A）
S：いつもは慌ただしい毎日。ゆっくり過ごすのもたまにはありかな。 O：趣味は旅行（半年に1回程度） 患者が気分転換をして、自分らしく過ごすことができているか？現在の状況でも、患者は生きがいを見つけることができているか？を考えよう！	●入院前は趣味の時間を楽しむことでリフレッシュしてストレスを緩和していたと考えられる。入院により趣味の活動はできないが、それによる精神的苦痛は今のところ見られない。 ●しかし、入院生活が続くことで気分転換が不足し、気分や意欲の減退につながる可能性がある。入院中も患者の好きなことを一緒に考え、患者らしく入院生活を送ることができるようにする。

14. 正常な発達と健康につながるような学習や発見をし、好奇心を満足させる

情報（S、O）	アセスメント（A）
S：今度先生の説明があるから日常で気をつけることを質問してみる。 O：言語障害なし、視力、聴力問題なし 患者が回復に向けて学習する意欲があるかどうかを分析しよう！	●患者の理解度に影響を及ぼす身体機能の障害はなく、また、<u>医師に積極的に質問しようとするなど疾患や治療への意識や関心は高い。</u> ●そのため医師からの説明時に、患者の理解度や治療への意欲を観察し、生活習慣について患者が適切に健康維持活動を行えるようサポートする。

Part

02

関連図

ここでは、苦手意識をもっている学生も多い関連図について解説します。関連図が書けるようになると、患者の全体像を、視覚的に容易に確認することができるようになるため、正しい書き方をおさえておきましょう。

関連図とは

関連図とは、**患者について収集した情報と情報とのつながりを表した図式**のことです。関連図を書くことにより、患者の病態、生活背景、心理的状態などの全貌を俯瞰でき、患者にとって適切な看護ケアは何なのかを明確にすることができます。

また、自分で把握していた情報が偏り過ぎていた（情報が不足していた）ときや自分の思い込みで看護診断をしていたなどの場合も、関連図を書くことによって、それらに気づくことができるため、非常に大切な手法といえます。

ちなみに「関連図」は、学校によって「全体像」「病態関連図」「問題関連図」などと呼ぶこともあるよ。

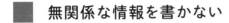

関連図を書くときの注意点とコツ

■ 無関係な情報を書かない

関連図はたがいに「関連」し合うものであるため、**患者と関係のない情報を
記載するのはNG**です。そこからさらに情報をつけ足してしまうと、患者に
無関係な情報が増えていってしまうため、どの情報が患者の疾患に関連する
ものであるか精査し、きちんと確認しましょう。

■ 配置を気にしすぎない

関連図の配置にルールはありません。**関連図を書くときは配置にこだわるの
ではなく、各項目が正しくつながっているかに気をつけて書き進める**ことを
おすすめします。それでもなかなか配置がうまくいかずに困っている方は、
以下の方法を試してみてください。

・項目を付箋に書いて並べかえ、その位置のとおりに用紙に書き写す
・マインドマップアプリなどを使用して、スマホやパソコンで位置関係を決
　めてから用紙に書く
・参考書の関連図の配置をベースにして、自分の受け持ち患者用にアレンジ
　する

関連図を正しく書くためのチェックリスト

関連図にはたくさんの要素を書き入れる必要があります。関連図を書き終えたら、必要な要素が正確に記載できているかどうか、以下のチェックリストを見ながら確かめましょう。

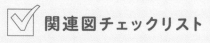 関連図チェックリスト

☐ **矢印がしっかり因果関係になっているか**

　…実際に指で矢印をなぞって確認する

☐ **項目が途中で途切れていないか**

　…本来ならば関連しているはずの項目同士が孤立していて

　結ばれていない部分はないか確認する

☐ **症状や疾患の要因をすべて書いているか**

　…要因が1つしか書いていない場合、本当に原因は1つ

　だけか、不足している情報はないか確認する

☐ **患者に現れている症状をすべて書いているか**

☐ **患者が受けた治療や検査をしっかり書いているか**

　…カルテや看護記録を再確認する

☐ **個別性を出せているか**

　…患者の発言などを記載できているか確認する

関連図の書き方

関連図を書くことに苦手意識をもっている看護学生もいるかと思います。以下の関連図を参考にして、書くべき要素をおさえましょう。

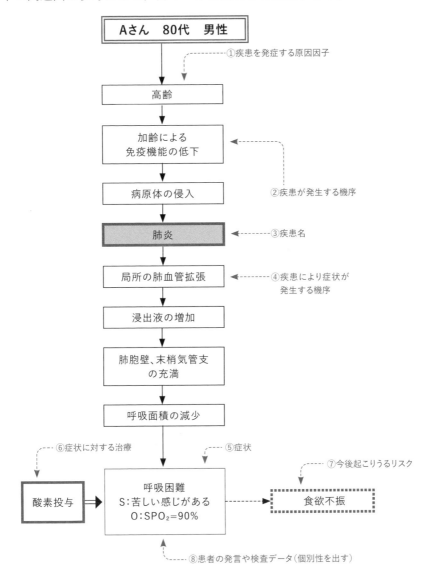

Step1　下の関連図を見て、ポイントをもとに加えるべき要素を考えてみよう。

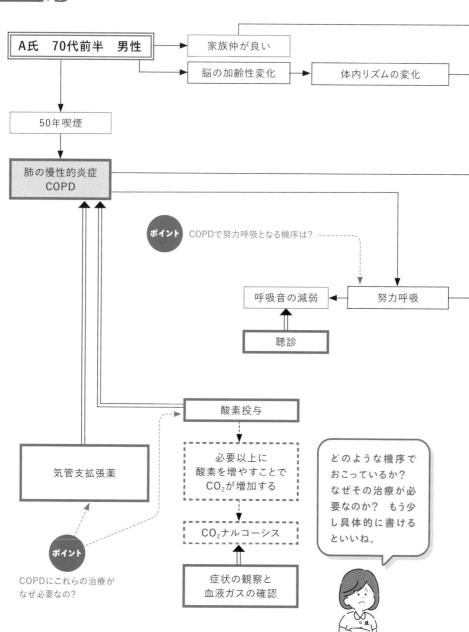

A氏　70代前半　男性

家族仲が良い

脳の加齢性変化 → 体内リズムの変化

50年喫煙

肺の慢性的炎症 COPD

ポイント　COPDで努力呼吸となる機序は？

呼吸音の減弱

努力呼吸

聴診

酸素投与

気管支拡張薬

必要以上に酸素を増やすことでCO₂が増加する

CO₂ナルコーシス

ポイント　COPDにこれらの治療がなぜ必要なの？

症状の観察と血液ガスの確認

どのような機序でおこっているか？　なぜその治療が必要なのか？　もう少し具体的に書けるといいね。

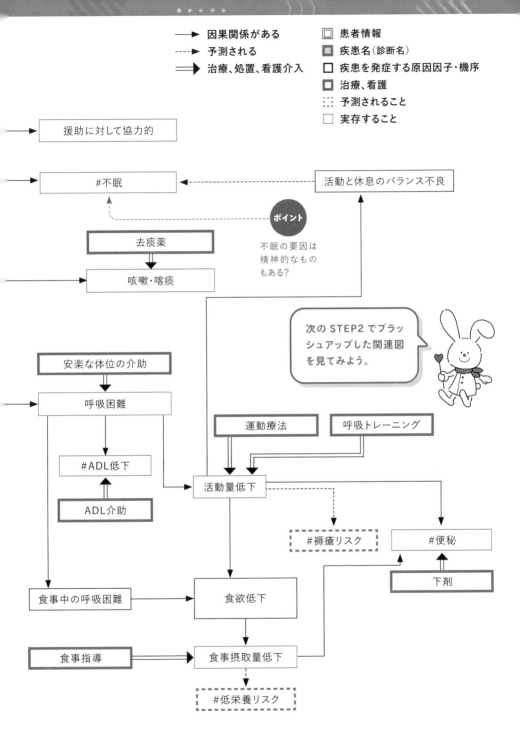

Step2　増えた項目（ピンク文字）を確認して、Step1 からの変化に注目しよう。

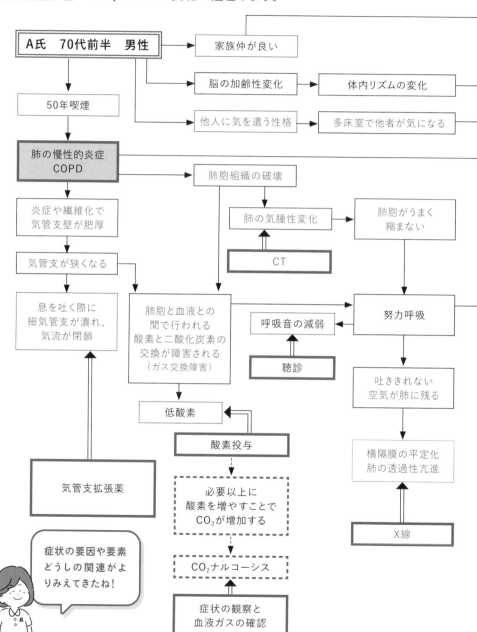

A氏　70代前半　男性

家族仲が良い

脳の加齢性変化 → 体内リズムの変化

他人に気を遣う性格 → 多床室で他者が気になる

50年喫煙

肺の慢性的炎症 COPD

肺胞組織の破壊

炎症や繊維化で気管支壁が肥厚

肺の気腫性変化

肺胞がうまく縮まない

CT

気管支が狭くなる

息を吐く際に細気管支が潰れ、気流が閉鎖

肺胞と血液との間で行われる酸素と二酸化炭素の交換が障害される（ガス交換障害）

呼吸音の減弱

聴診

努力呼吸

吐ききれない空気が肺に残る

低酸素

酸素投与

必要以上に酸素を増やすことでCO_2が増加する

横隔膜の平定化 肺の透過性亢進

気管支拡張薬

CO_2ナルコーシス

X線

症状の観察と血液ガスの確認

症状の要因や要素どうしの関連がよりみえてきたね！

056

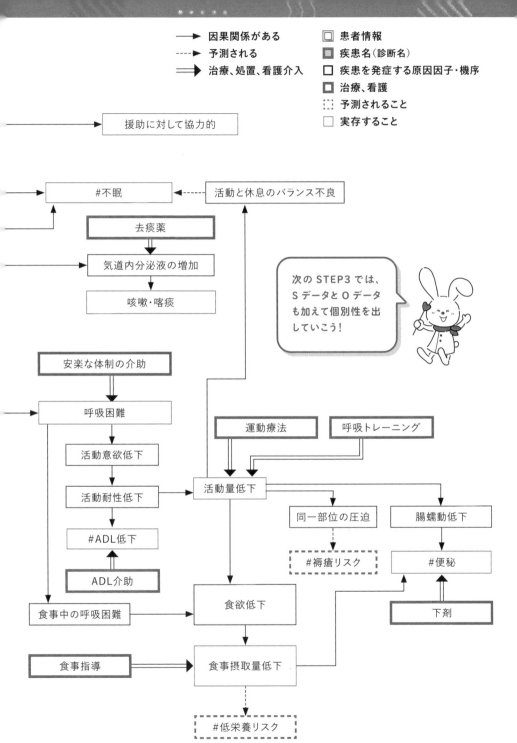

Step3　ピンク色の文字の部分がさらに個別性を出すポイントだよ。

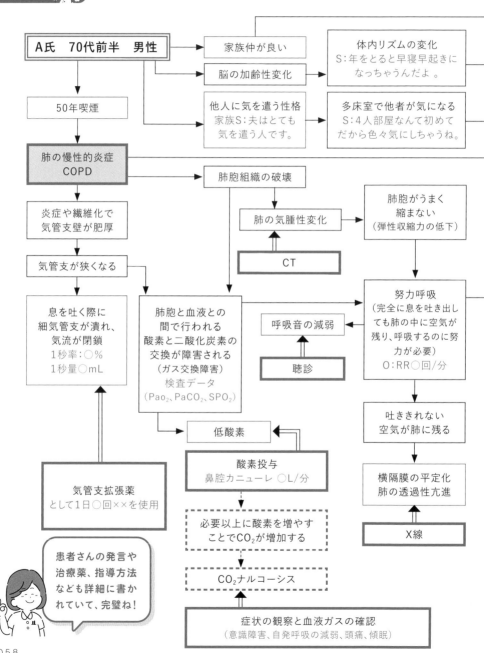

A氏　70代前半　男性

家族仲が良い

体内リズムの変化
S：年をとると早寝早起きに
なっちゃうんだよ。

50年喫煙

脳の加齢性変化

他人に気を遣う性格
家族S：夫はとても
気を遣う人です。

多床室で他者が気になる
S：4人部屋なんて初めて
だから色々気にしちゃうね。

肺の慢性的炎症
COPD

肺胞組織の破壊

肺の気腫性変化

肺胞がうまく
縮まない
（弾性収縮力の低下）

炎症や繊維化で
気管支壁が肥厚

CT

気管支が狭くなる

息を吐く際に
細気管支が潰れ、
気流が閉鎖
1秒率：○%
1秒量○mL

肺胞と血液との
間で行われる
酸素と二酸化炭素の
交換が障害される
（ガス交換障害）
検査データ
（PaO_2、$PaCO_2$、SPO_2）

呼吸音の減弱

聴診

努力呼吸
（完全に息を吐き出し
ても肺の中に空気が
残り、呼吸するのに努
力が必要）
O：RR○回/分

吐ききれない
空気が肺に残る

横隔膜の平定化
肺の透過性亢進

低酸素

酸素投与
鼻腔カニューレ ○L/分

気管支拡張薬
として1日○回××を使用

必要以上に酸素を増やす
ことでCO_2が増加する

X線

CO_2ナルコーシス

患者さんの発言や
治療薬、指導方法
なども詳細に書か
れていて、完璧ね！

症状の観察と血液ガスの確認
（意識障害、自発呼吸の減弱、頭痛、傾眠）

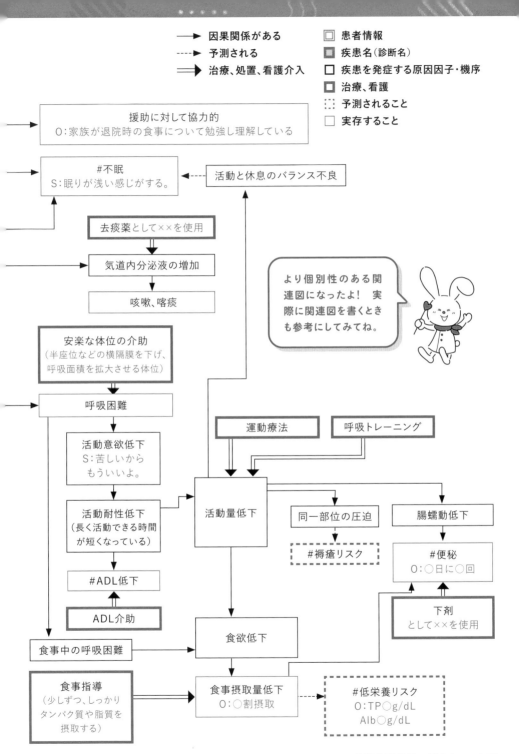

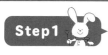
Step1　下の関連図を見て、ポイントをもとに加えるべき要素を考えてみよう。

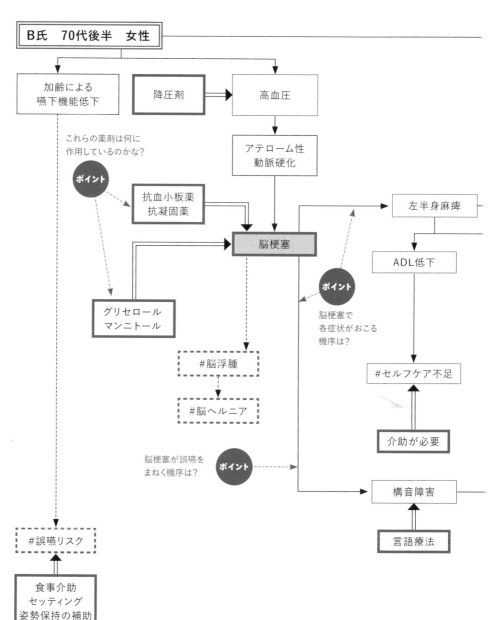

B氏　70代後半　女性

加齢による
嚥下機能低下

降圧剤 ⟹ 高血圧

アテローム性
動脈硬化

これらの薬剤は何に
作用しているのかな？

ポイント

抗血小板薬
抗凝固薬

脳梗塞

左半身麻痺

ADL低下

ポイント

脳梗塞で
各症状がおこる
機序は？

グリセロール
マンニトール

#脳浮腫

#脳ヘルニア

#セルフケア不足

介助が必要

脳梗塞が誤嚥を
まねく機序は？

ポイント

構音障害

言語療法

#誤嚥リスク

食事介助
セッティング
姿勢保持の補助

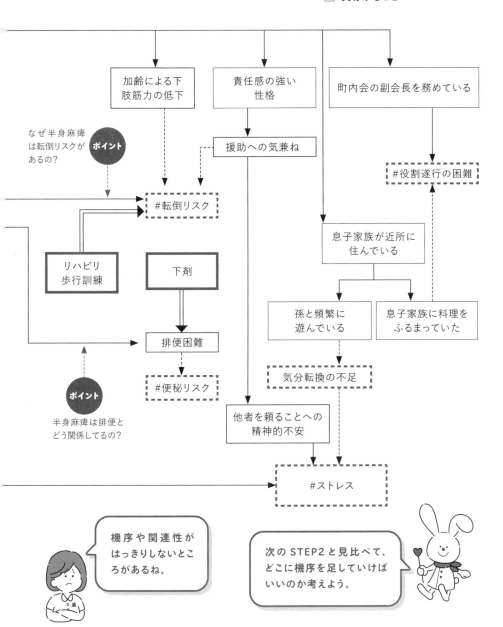

凡例

→ 因果関係がある
---→ 予測される
⇒ 治療、処置、看護介入

□ 患者情報
■ 疾患名(診断名)
□ 疾患を発症する原因因子・機序
▣ 治療、看護
⫶⫶ 予測されること
□ 実存すること

加齢による下肢筋力の低下

責任感の強い性格

町内会の副会長を務めている

なぜ半身麻痺は転倒リスクがあるの?
ポイント

援助への気兼ね

#役割遂行の困難

#転倒リスク

リハビリ歩行訓練

下剤

息子家族が近所に住んでいる

排便困難

孫と頻繁に遊んでいる

息子家族に料理をふるまっていた

ポイント

半身麻痺は排便とどう関係してるの?

#便秘リスク

気分転換の不足

他者を頼ることへの精神的不安

#ストレス

機序や関連性がはっきりしないところがあるね。

次のSTEP2と見比べて、どこに機序を足していけばいいのか考えよう。

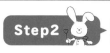
Step2 増えた項目（ピンク色文字）を確認して、Step1 からの変化に注目しよう。

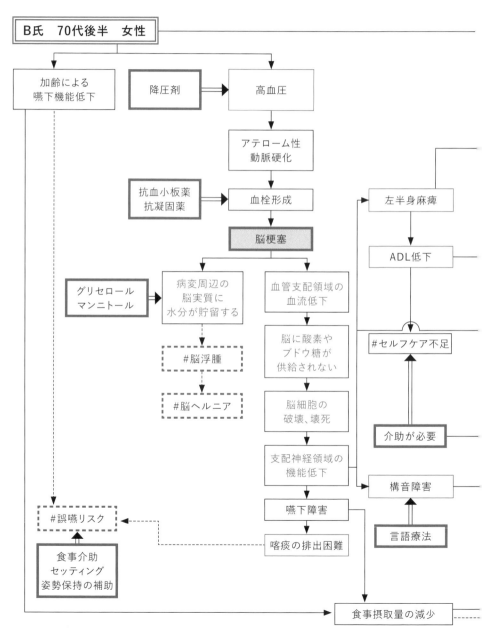

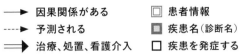

```
──────▶  因果関係がある        ☐  患者情報
------▶  予測される           ■  疾患名（診断名）
══════▷  治療、処置、看護介入   ☐  疾患を発症する原因因子・機序
                              ■  治療、看護
                              ┊┄┊ 予測されること
                              ☐  実存すること
```

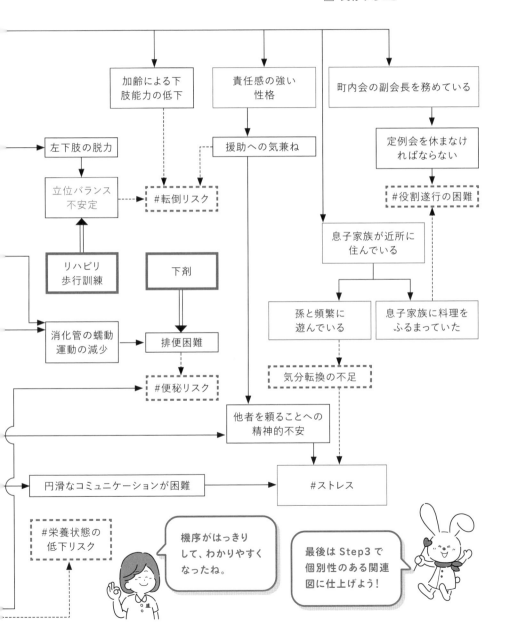

加齢による下
肢能力の低下

責任感の強い
性格

町内会の副会長を務めている

左下肢の脱力

立位バランス
不安定

援助への気兼ね

定例会を休まなけ
ればならない

#転倒リスク

#役割遂行の困難

リハビリ
歩行訓練

下剤

息子家族が近所に
住んでいる

消化管の蠕動
運動の減少

排便困難

孫と頻繁に
遊んでいる

息子家族に料理を
ふるまっていた

#便秘リスク

気分転換の不足

他者を頼ることへの
精神的不安

円滑なコミュニケーションが困難

#ストレス

#栄養状態の
低下リスク

機序がはっきり
して、わかりやすく
なったね。

最後は Step3 で
個別性のある関連
図に仕上げよう！

Step3　　ピンク色文字の部分がさらに個別性を出すポイントだよ。

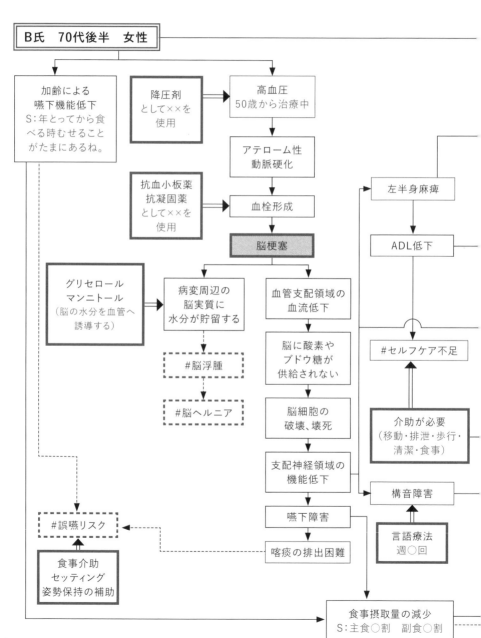

B氏　70代後半　女性

加齢による
嚥下機能低下
S：年とってから食べる時むせることがたまにあるね。

降圧剤
として××を
使用

高血圧
50歳から治療中

アテローム性
動脈硬化

抗血小板薬
抗凝固薬
として××を
使用

血栓形成

脳梗塞

左半身麻痺

ADL低下

グリセロール
マンニトール
（脳の水分を血管へ
誘導する）

病変周辺の
脳実質に
水分が貯留する

血管支配領域の
血流低下

#脳浮腫

脳に酸素や
ブドウ糖が
供給されない

#脳ヘルニア

脳細胞の
破壊、壊死

#セルフケア不足

介助が必要
（移動・排泄・歩行・
清潔・食事）

支配神経領域の
機能低下

構音障害

#誤嚥リスク

嚥下障害

言語療法
週○回

食事介助
セッティング
姿勢保持の補助

喀痰の排出困難

食事摂取量の減少
S：主食○割　副食○割

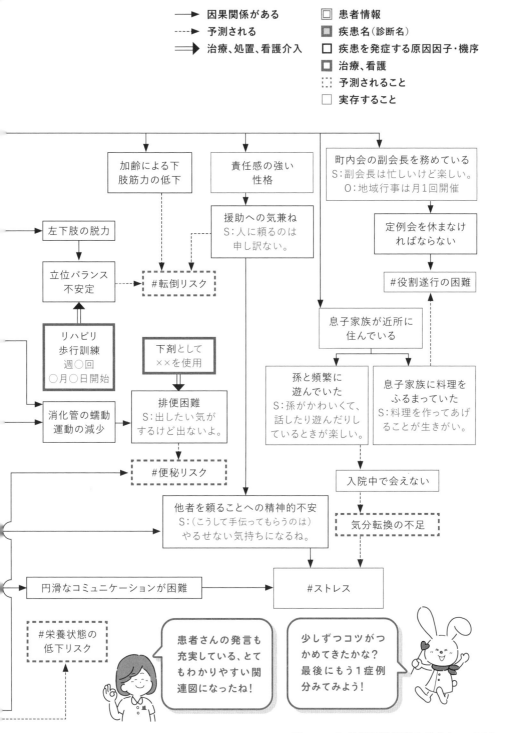

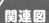
  Step1　下の関連図を見て、ポイントをもとに加えるべき要素を考えてみよう。

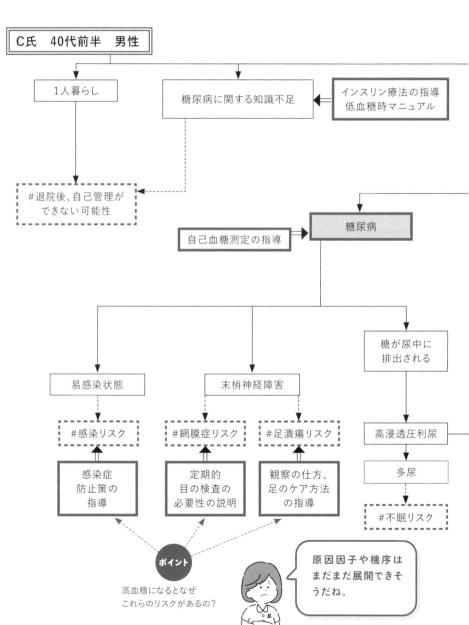

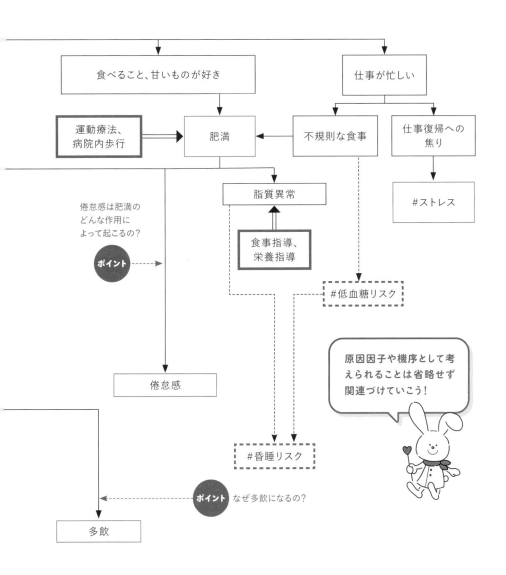

因果関係がある
予測される
治療、処置、看護介入

患者情報
疾患名（診断名）
疾患を発症する原因因子・機序
治療、看護
予測されること
実存すること

食べること、甘いものが好き

仕事が忙しい

運動療法、病院内歩行 → 肥満 ← 不規則な食事

仕事復帰への焦り

脂質異常

#ストレス

倦怠感は肥満のどんな作用によって起こるの？

ポイント

食事指導、栄養指導

#低血糖リスク

倦怠感

原因因子や機序として考えられることは省略せず関連づけていこう！

#昏睡リスク

ポイント なぜ多飲になるの？

多飲

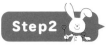
Step2　増えた項目（ピンク色の文字）を確認して、
Step1 からの変化に注目しよう。

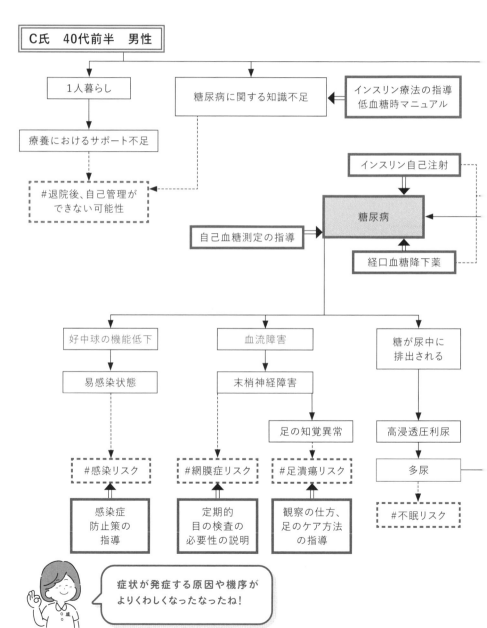

C氏　40代前半　男性

1人暮らし

糖尿病に関する知識不足

インスリン療法の指導
低血糖時マニュアル

療養におけるサポート不足

インスリン自己注射

#退院後、自己管理が
できない可能性

糖尿病

自己血糖測定の指導

経口血糖降下薬

好中球の機能低下

血流障害

糖が尿中に
排出される

易感染状態

末梢神経障害

足の知覚異常

高浸透圧利尿

#感染リスク

#網膜症リスク

#足潰瘍リスク

多尿

感染症
防止策の
指導

定期的
目の検査の
必要性の説明

観察の仕方、
足のケア方法
の指導

#不眠リスク

症状が発症する原因や機序が
よりくわしくなったなったね！

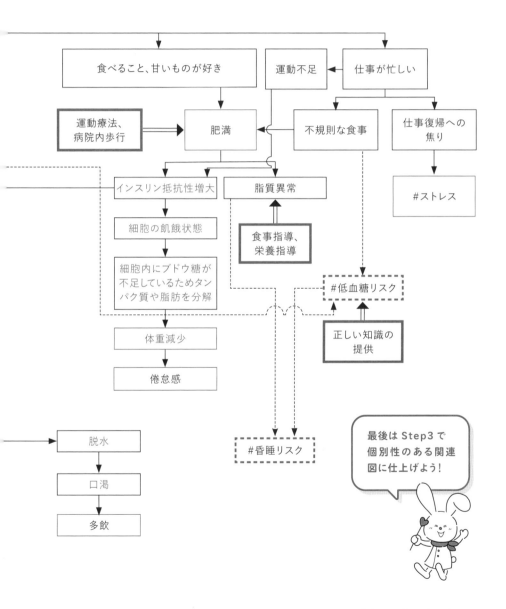

凡例

→ 因果関係がある
----> 予測される
⟹ 治療、処置、看護介入

▢ 患者情報
▪ 疾患名（診断名）
□ 疾患を発症する原因因子・機序
▪ 治療、看護
⸬ 予測されること
□ 実存すること

食べること、甘いものが好き　　運動不足　　仕事が忙しい

運動療法、病院内歩行　→　肥満　←　不規則な食事　　仕事復帰への焦り

→ #ストレス

インスリン抵抗性増大　　脂質異常

細胞の飢餓状態

食事指導、栄養指導

細胞内にブドウ糖が不足しているためタンパク質や脂肪を分解

#低血糖リスク

体重減少

正しい知識の提供

倦怠感

脱水

口渇

多飲

#昏睡リスク

最後は Step3 で個別性のある関連図に仕上げよう！

Step3 ▶ ピンク色文字の部分がさらに個別性を出すポイントだよ。

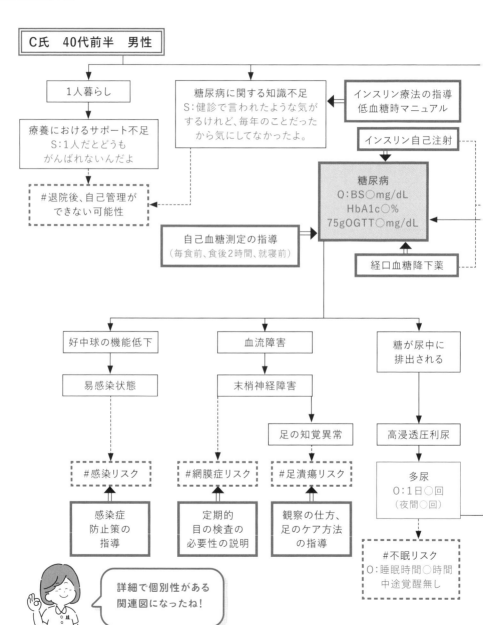

C氏　40代前半　男性

1人暮らし

療養におけるサポート不足
S：1人だとどうも
がんばれないんだよ

#退院後、自己管理が
できない可能性

糖尿病に関する知識不足
S：健診で言われたような気が
するけれど、毎年のことだった
から気にしてなかったよ。

インスリン療法の指導
低血糖時マニュアル

インスリン自己注射

糖尿病
O：BS○mg/dL
HbA1c○%
75gOGTT○mg/dL

自己血糖測定の指導
（毎食前、食後2時間、就寝前）

経口血糖降下薬

好中球の機能低下

易感染状態

#感染リスク

感染症
防止策の
指導

血流障害

末梢神経障害

足の知覚異常

#網膜症リスク

定期的
目の検査の
必要性の説明

#足潰瘍リスク

観察の仕方、
足のケア方法
の指導

糖が尿中に
排出される

高浸透圧利尿

多尿
O：1日○回
（夜間○回）

#不眠リスク
O：睡眠時間○時間
中途覚醒無し

詳細で個別性がある
関連図になったね！

070

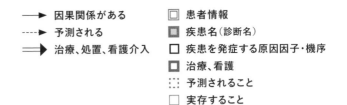

- ──→ 因果関係がある
- ---→ 予測される
- ⇒ 治療、処置、看護介入
- ▭ 患者情報
- ▣ 疾患名（診断名）
- □ 疾患を発症する原因因子・機序
- ▪ 治療、看護
- ┈ 予測されること
- □ 実存すること

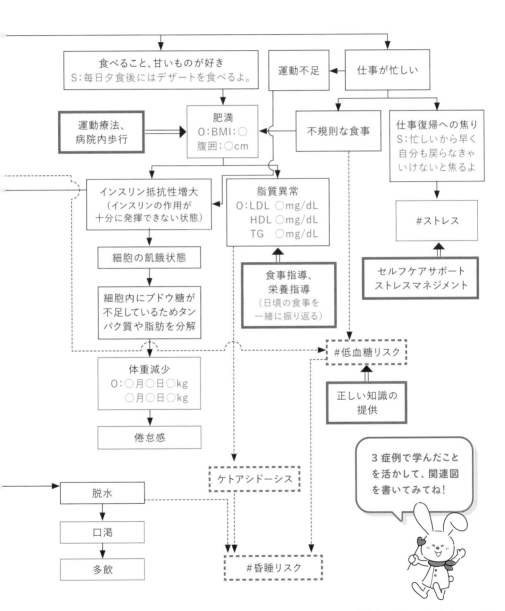

食べること、甘いものが好き
S：毎日夕食後にはデザートを食べるよ。

運動不足

仕事が忙しい

運動療法、
病院内歩行

肥満
O：BMI：○
腹囲：○cm

不規則な食事

仕事復帰への焦り
S：忙しいから早く
自分も戻らなきゃ
いけないと焦るよ

インスリン抵抗性増大
（インスリンの作用が
十分に発揮できない状態）

脂質異常
O：LDL ○mg/dL
　HDL ○mg/dL
　TG ○mg/dL

#ストレス

細胞の飢餓状態

食事指導、
栄養指導
（日頃の食事を
一緒に振り返る）

セルフケアサポート
ストレスマネジメント

細胞内にブドウ糖が
不足しているためタン
パク質や脂肪を分解

#低血糖リスク

体重減少
O：○月○日○kg
　○月○日○kg

正しい知識の
提供

倦怠感

3症例で学んだこと
を活かして、関連図
を書いてみてね！

ケトアシドーシス

脱水

口渇

多飲

#昏睡リスク

看護問題リスト と優先順位

アセスメントや関連図の作成をとおして明らかになった看護問題は、リスト化し、優先順位をつけることが必要です。その内容や手順を確認していきましょう。

看護問題リストとは

アセスメントした結果や関連図によって導き出された看護問題を、すでにある問題（顕在化している健康問題）と、今後起こりうる問題（潜在化している健康問題）に分けて、一覧にしたものが看護問題リストです。この看護問題リストをもとにして、看護計画を立案することになります。

看護問題の書き方

基本的には、以下のように記載します。

すでにある問題…△△（原因）による〇〇
今後起こりうる問題は…△△（危険因子）による〇〇のおそれ

アセスメントの結果をもとに、看護として解決していくべき問題（看護問題）を明らかにするプロセスを「看護診断」というよ。

看護問題の優先順位の決め方

看護問題リストを作成したら、対象者にとって解決すべき順に優先順位をつける必要があります。その際、よく使用されるのが「**マズローの欲求5段階説**」です。

マズローの欲求5段階説とは、心理学者であるアブラハム・マズローが人間の欲求を5段階（生理的欲求、安全の欲求、社会的欲求、承認欲求、自己実現欲求）に理論化したものです。

マズローの欲求5段階説

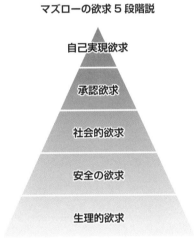

この欲求の階層を参考にしながら、以下の点に着目して看護問題の優先順位を決めます。

・複数ある看護問題を、生命を脅かすと思われる順に並べる
・患者の安全・安楽を脅かすと思われる内容を考慮して並べかえる
・患者自身がとくに解決を望んでいる内容を考慮して並べかえる

優先順位をつけないままケアすると、全体の解決に時間がかかったり、今後起こりうる問題を回避できないおそれがあるから、優先順位をつけることは大切だよ。

優先度順に#（ナンバー）をつける

p.73を参考にして看護問題の優先順位を決めたら、優先順位の高い順に#1、#2とナンバーをつけていきます。また、看護記録上では、#は「シャープ」ではなく「ナンバー」と呼ぶことも覚えておきましょう。

順位	看護問題	優先順位の理由
#1	起立時の血圧低下、疼痛、自立心による転倒のおそれ	起立時の血圧低下がみられており、さらに術後疼痛と、1人で動こうとする姿がみられているため転倒の危険性が高い。転倒すると入院が長期化し全身の廃用性変化につながることが考えられるため優先順位を1位とした。
#2	術後の活動制限と疼痛による清潔セルフケア不足	手術により、ドレーン類や点滴が挿入されており、清拭や入浴が自分だけで行えないことは感染のリスクとなり、介助を受けることは、羞恥心を伴うだけでなく、自尊心の低下につながりうるため、2位とした。
#3	入院の長期化による気分転換不足	入院が長期化し、入院前の趣味が継続できないことで気分転換が不足し、ストレスがたまっているため、3位とした。

優先順位の高いものは、集中してその問題に介入し、問題の早期解決や他の問題への影響を防ぐように努めるよ。

優先順位決定における注意点

1度決めた順位でも定期的に見直す

優先順位は、1度決めた後も注意が必要です。実習期間中に、患者の状態や入院経過によって、その順位が変わる可能性があるからです。そのため、患者の状態を定期的にアセスメントしながら、順位を並べかえることも視野に入れて、看護計画を施行していくことが大切です。

患者本人の気持ちを受け入れる

紹介した手順に沿って考えるだけでは、患者の個別性が反映されなくなってしまいます。もちろん、生命に直結することは優先順位が高くなりますが、患者が自分らしく生活するために大切にしていること、今満たされていないことなどを患者からデータを収集し、優先順位に反映させることが大事です。

治療方針や家族の意見も取り入れる

現場で働く看護師たちも、日々看護計画を立てますが、欲求の段階、患者本人の意見、考えを考慮するだけでなく、医師の治療方針、そして患者の家族の意見や考えも考慮して優先順位の決定・入れ替えを行い、看護計画を施行しています。実習時間中に患者の家族とお話しする機会があれば、家族の意向も確認し、優先順位に適宜反映できるとよりよいでしょう。これは看護学生に求めることはなかなか難しいかもしれませんが、ぜひ頭の片隅に入れておいてほしいと思います。

看護計画

看護計画の立案は、看護師が患者にとって最適なケアを提供するために欠かせないステップです。ここで大切にすべきなのは、患者ごとに個別性を出し、具体的に書くこと。受け持った患者に行うべきケアは何かをしっかり考えて記録しましょう。

看護計画とは

看護計画とは、**看護過程において明確にした患者の看護問題について、必要なケアを挙げることを目的とした文書**のことです。看護計画は、アセスメント（p.32-49）に基づいて記載します。

看護計画を立案することで、患者それぞれに合わせた個別性のあるケアを提供できるとともに、看護師同士や他職種と情報共有することで、同じ目標や方針で継続的なケアを提供できます。看護計画は、患者が常に最適な看護を受けることができるようにするため、**患者の状況に応じて常にアップデート・変更することが重要**となります。

具体的な計画内容は、**観察計画（OP）、援助計画（TP）、教育計画（EP）**に分けて記載するのが一般的です。

だれがみても理解でき、同じ看護を実施できるように書こう。
5W1H を意識して書くことも大切だよ。

看護計画を記録するときのポイント

個別性を出す

> もっと個別性を出しましょう！

指導者からこのようにいわれたことがある学生も多いでしょう。患者の特徴がうまくつかめていないと、個別性のある看護計画は立案できません。万人に共通していえることだけではなく、**担当している患者の病歴や症状、身体・心理・社会的状況**などを整理して反映することで、**個別性のある看護計画**になります。

看護計画用紙のフォーマット（p.78〜）の太字箇所を参考に、受け持ち患者の特徴をふまえた個別性のある看護計画を書く練習をしましょう。

根拠をもって看護計画を立てる

看護計画の内容に対し、指導者から「なぜこのように書いたの？」「この部分の根拠は何？」などと質問される場合があります。それらに回答できるように、なぜそのケアが必要か考えながら書くことで、根拠に基づいたケアを提供できます。

本書のp.80から、看護計画で看護師から質問されやすい内容を症状ごとにまとめています。これらはすべて丸暗記する必要はありません。あくまで参考にしながら「こんなところが質問されやすいのか！」と理解し、**質問されてもきちんと答えられるような根拠をもって看護計画を立ててみてください。**そうすることで、ケアへの理解がより深まります。

計 画 内 容

看護問題 高血圧による随伴症状がある
看護目標 血圧がコントロールでき随伴症状が軽減される

OP

1. バイタルサイン
2. 高血圧の随伴症状の有無と程度
   （頭重感、頭痛、めまい、耳鳴り、肩こり、手足のしびれ、悪心、
   嘔吐、顔面紅潮、不眠、食欲不振など）
3. 血圧に影響する生活因子
   食生活（塩分、糖質、脂質の摂取量）、
   ストレス（興奮、不安、疼痛の有無と程度）、
   家族歴（遺伝的素因の有無）など
4. 処方された薬と、内服状況、副作用の出現有無と程度
5. 患者とその家族の治療法や指導に対する理解度・意欲

TP

1. 医師の指示による塩分○ g／日以下、脂質○以下に摂取制限を
   しつつも患者が食生活を楽しめるような方法を提案する。
   （塩分の代わりに旨みや酸味、香辛料による味付けをするなど）
2. カリウムやカルシウム、マグネシウムなどのミネラル、野菜や
   果物類を積極的に摂取するよう促す。

3. 高血圧が出現しやすい要因（**OP** 3.で実際に患者にあてはまったもの）の対策をする。

　　TP 3.には、すべての要因への対策を書くのではなく、患者の要因に合った対策に絞って書くことが、個別性のある看護計画にするためのコツ！

　　〈例〉
　　熱いお風呂が好きな患者には、38℃程度のぬるめのお湯に10分程度浸かるよう指導する（急激な血圧の変化は心臓や血管への負担につながるため）

EP

1. 喫煙習慣がある場合、禁煙の指導をする。
2. アルコール類摂取制限（**1日○mL以下など**）を指導する。
3. 適正体重（**○kg、BMI○未満**）を維持することの必要性を説明する。
4. 運動習慣をつくる必要性を説明し、患者の好きな運動（**患者とコミュニケーションをとり、具体的に記載する**）を取り入れた運動習慣の確立を提案する。
5. 退院後の血圧・体重測定の必要性を説明する。
6. 退院後の定期的な受診の必要性について説明する。

　　EP を書くときのポイント
　　高血圧がどんな要因で悪化するのかを患者自身が学習することが大切！患者の入院前の生活習慣に原因があれば、高血圧再発予防のためにできる対策を指導し、退院後も予防行動をとることができるように説明しよう。

ナースや指導者からの予想質問＆答え方

高血圧患者の血圧を測るときに、どんなところに注目する？

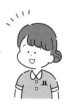

1日の血圧の変動の有無を確認します。変動ありの場合、どんなときに高血圧になりやすいかを観察します。

高血圧の人は安静時の血圧が高いのはもちろん、ストレスや喫煙、日常活動や環境など様々な条件で血圧がより大きく変動するよ。

血圧だけではなく、睡眠やストレスの有無も確認するのはなぜ？

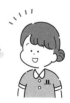

睡眠不足があると、交感神経が活性化し、血圧が上昇しやすくなり、高血圧の要因となる可能性があるからです。また、ストレスはアドレナリン・ノルアドレナリンを分泌し、血圧上昇につながることがあります。

就寝中は、通常であれば副交感神経が優位になるため、血圧は低下しているんだ。

高血圧の患者に運動を勧めるのはなぜ？

適度な運動は、血管内皮機能を改善し、降圧効果が得られ、高血圧を改善するからです。

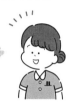

「ややきつい」と感じる程度の運動を、できるかぎり毎日30分以上行うことが推奨されているよ！

覚えておきたい

高血圧の改善方法

高血圧の患者の症状改善や高血圧予防には、以下の方法が有効です。

・塩分制限 ………… 体内の塩分量を減らすことで体液量が減り、血圧が降下しやすくなる
・脂質制限 ………… 脂質の過剰摂取は血中コレステロールを上昇させ、動脈硬化を進行させるため血圧上昇につながる
・便秘予防 ………… 排便時の努責が血圧を上昇させる
・禁煙 ………… タバコに含まれるニコチンが血管を収縮させ、血圧を上昇させる

計画内容

看護問題 運動麻痺がある

看護目標 運動麻痺に起因する事故が起こらない

OP

1. 麻痺の種類、部位と範囲、程度

2. ADL［日常生活動作：移動や食事、排泄、更衣など］の程度

3. リハビリ前後とリハビリ中のバイタルサインの変化

4. 麻痺の随伴症状の有無、程度

   （感覚障害、循環障害、膀胱直腸障害、呼吸障害、

   言語障害、嚥下障害、浮腫、褥瘡など）

5. リハビリの内容と効果、意欲

6. 睡眠状況と疲労度

7. 危険に対する認識の有無と程度

8. 麻痺や随伴症状、治療や予後に対する患者、家族の反応

9. 栄養状態（TP、Alb、BMI、体重の増減など）

TP

1. 危険物を除去し、安全な環境を整備する。

   （病衣の裾を踏まないように長さを調整する、病室や床など環境整

   備を行い、躓きそうな物品の除去、ルートやコード類の整理を行う、

   ベッドの高さやストッパーの確認を行うなど）

2. 拘縮と筋力低下を予防するため、理学療法士と連携し、病床で

   も自動運動、他動運動を行う。

3. 関節の拘縮や脱臼予防のためのポジショニングを行い、良肢位を保持する。

4. 褥瘡の発生を予防する。

 （定期的（○時間に１回）な体位変換を行い、同一部位の圧迫を避ける。皮膚の清潔を保持し、皮膚が乾燥していると皮膚が傷つきやすいため保湿クリームを使って皮膚を保護する）

5. **OP** 2.で判明した援助が必要な項目について、食事、排泄、移動、更衣、整容などのADLの援助を行う。

6. 精神的なケアを行う。

 （ベッドサイドでの話の傾聴、患者の趣味である××を通して気分転換を行い、ストレスが発散できるようにする）

 └----- 患者が好きなこと、気分転換になることを聞いて、
 それを看護計画に具体的に盛り込もう！

 EP

1. 転倒転落や関節の拘縮、褥瘡の発生や筋力低下などの危険性があることと、どのように予防するかやどのような自己観察を行っていくかについて患者の受け止め状況に応じて説明と指導を行う。

2. 家族にリハビリの必要性を説明し、残存機能を生かした介助方法を指導する。

3. 精神的な不安やストレスを感じたら、遠慮なく看護師に相談するよう伝える。

ナースや指導者からの予想質問＆答え方

なぜ麻痺側を下にしてはいけないの？

麻痺側を下にすると、麻痺のみられる部位は循環状態がよくないため、血液の循環障害が生じやすく、褥瘡が発生しやすくなるからです。

どの部位に麻痺が生じているのか、簡単なイラストなどを描いて明確化させておくとわかりやすいよ！

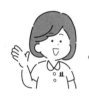

麻痺患者の浮腫を観察する根拠は？

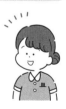

麻痺により筋力が低下し、筋肉のポンプ作用が上手に機能しなくなることで浮腫が生じやすくなるからです。

脳卒中による麻痺に伴う浮腫は、麻痺側を高く保つことが大事だよ！

ポジショニングってどうやるの？ どんな効果があるの？

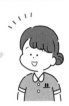

クッションや枕を用いて患者さんの安楽な体位を保持します。脊椎の生理的弯曲を保持したり、関節の負担を軽くしたり、局所の圧迫を軽減して支持基底面を広くして安定した体位をとったりすることで、褥瘡、拘縮や変形の予防ができます。

ポジショニングは患者の麻痺の部位や位置、体位によって異なるため、患者に合ったポジショニングを調べておこう。

ご家族が患者に必要以上に介助しないことにはどのような効果がある？

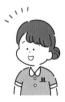

患者の機能している部分を十分に使うようになり、ADL［日常生活動作］の拡大につなげる効果があります。

片麻痺の場合は、患者が自身の健側の手だけで着脱できるような病衣（ジッパーやマジックタイプのもの）を使用することも考えよう。

3 浮腫

計画内容

看護問題 浮腫がある

看護目標 浮腫による障害が起こらない

OP

1. バイタルサイン
2. 浮腫が生じている部位と**程度**（周囲径、左右差の有無など）
3. 浮腫の**随伴症状**の有無と程度
   （消化器症状、呼吸症状、尿量変化、倦怠感、運動障害など）
4. 治療（安静、食事、薬物療法）の変化と副作用
5. 睡眠、休息状況
6. 体重の増減、水分出納バランス
7. 食欲の有無と程度（**入院前からどう変化したか**）、食事摂取量、
   栄養状態（TP、Alb、BMIなど）
8. 検査データ
   （血液、X線、CT、心電図など）

TP

1. 安静と安楽な体位を保つことができるよう工夫する。
2. 皮膚を必要以上に刺激しないように配慮しながら、清潔を保持
   し、こまめに皮膚の保護をする。
3. 運動量を調節する。（※運動量の必要性は原因疾患によって異なる）
4. 医師の指示に従って、塩分と水分の摂取制限、エネルギー補給
   を行う。（**水分出納を記録する。水分制限に伴う口渇が出現し**

た場合は、氷を含むなどして対策する）

5. 皮膚が冷たくなっている場合、保温を行う。（**環境整備により
病床付近の温度を調整する、衣服や寝具による温度調節や温罨
法を行う**）

6. 爪の手入れや寝衣・寝具の調節を行い、皮膚が傷つかないよう
にする。

EP

1. 水分、塩分をコントロールする必要性を説明する。

2. 水分出納・体重を自己管理する必要性を説明し、同じ時間に同
じ条件で測定できるよう、**患者の生活リズムに合わせた方法を
指導する。**

3. 苦痛や不安がある時は看護師に伝えるよう説明する。

4. **安静や体位変換の必要性を説明する。**

入院中はこまめに看護師が体位交換で
きるけど、自宅療養に切り替わる場合
には、ご家族にも浮腫についてと体位
交換の必要性を説明する必要がある
よ。

5. セルフケアの方法について説明する。

浮腫のある患者の皮膚を保湿する根拠は？

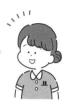

浮腫は皮脂の分泌を低下させ、水分保持能力も低下させます。皮膚が乾燥しやすくなり、バリア機能が低下するためです。

保湿時は無香料で低刺激のものを使用しよう。清拭後や手洗い後もこまめに保湿剤を塗布しよう！

浮腫のある患者の皮膚の清潔を保つ根拠は？

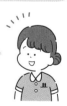

浮腫では血液の循環の停滞によって酸素や栄養が不足するため、皮膚の生理機能が低下し細菌感染しやすくなるからです。

洗浄時も保湿時と同様に低刺激の洗浄剤を使って、力を入れて擦らず、泡でやさしく洗浄しよう。

浮腫のある患者に温罨法を行うのはなぜ？

浮腫のある皮膚は、血行が悪く、冷感を伴うことがあるからです。温めることで患部に多くの血液が流れ、浮腫の改善に効果的です。

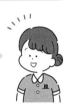

浮腫の原因は患者によって異なるため、アセスメントで得た情報をもとに適切なケア方法を選択するのが大事だよ！

覚えておきたい

浮腫の患者の水分・塩分調整の工夫

患者の浮腫の原因によっては、水分摂取量の調整や、塩分制限などの食事の管理が必要になります（p.87 **EP** 1.参照）。患者に説明するときには、ただ「制限が必要です」と伝えるだけではなく、患者の嗜好に合わせて、どのような工夫ができるかを一緒に考えていきましょう。

〈例〉
①水を飲む代わりにうがいをしたり、氷をなめたりする
②のどが乾いたらすぐに水を飲むのではなく、歯磨きをし、口の中をさっぱりさせる
③ひとまわり小さなコップに変える

計画内容

看護問題 便秘である
看護目標 便秘が改善される

OP

1. 排便習慣（**入院前からの変化、排便の頻度**）
2. 便の性状（**硬さ、色、形状、量**）
3. 便秘の原因（**水分摂取量の不足、長期臥床または加齢による筋力低下や蠕動運動の低下、浣腸の乱用、便意我慢による排便反射の低下など**）
4. 腹部の状態（**膨満感、腸蠕動音**）
5. 便秘の随伴症状の有無と程度（**嘔吐・食欲不振・腹痛・腹部膨満感、排ガス**）
6. 排便状況（**排便後の残便感・排便困難感・排便時痛・出血・疲労感の有無と程度**）
7. 食事内容、食事摂取量
8. 水分摂取量
9. 1日の活動量

TP

1. 腰背部に温罨法を行い、温熱刺激で腸蠕動を亢進させる。
2. 腹部をマッサージすることで腸管を刺激し、腸蠕動を促す。

3. 介助が必要な場合は、**プライバシーに配慮し、受け持ち患者ができるかぎり緊張感やストレスを感じないように環境を調整し介助する。**

> └┄┄排便に関わる情報について話すのは、恥ずかしさを伴うよね。
> 患者の自尊心を尊重して、話しやすい環境を整えよう。

4. 医師の指示内で水分、食物繊維の摂取を促進する。

5. 医師の指示内で患者の活動量増加を図る。歩行できない場合は、座位で膝の曲げ伸ばし運動を行う。

6. 医師の指示内で、一定期間排便がなく、便が停滞している場合は浣腸、坐薬の使用、摘便を検討する。

> **EP**

1. 自力での排便が困難な場合、便意を感じたら我慢や遠慮をせずにナースコールを押すよう説明する。

2. 排便を促すため食事摂取や水分摂取の必要性を患者とその家族に説明する。

3. 排便習慣の指導をする。
（排便や便意を生じるメカニズムをわかりやすく説明し、排便を患者の生活に組み込み、習慣づけるようにする）

> └┄┄┄┄患者に排便の習慣がないとわかったら、便意の有無にかかわらず、毎日同じ時間にトイレに行き、排便を試みて習慣づけるというのも効果的。適宜 **TP** にも取り入れてみよう！

活動量と便秘の関係性は？

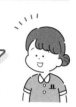

歩行などの全身運動により血液循環が促進され、腸蠕動が亢進します。また、筋肉運動をすることで排便動作に使われる筋力も増加し、便秘の改善につながります。

排便でいきむときに使う腹筋のトレーニングや、ウォーキングなどの全身運動をすると血液の巡りがよくなり、腸の動きの促進につながるよ！

排便介助を患者さんに不安感を感じさせないように配慮して行う根拠は？

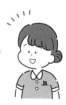

プライバシーの欠如や配慮が不足した不適切な排泄環境では、緊張や不安を感じて交感神経が刺激されます。それにより副交感神経が抑制され、腸蠕動の抑制にもつながり、排便困難を引き起こすからです。

寝衣やベッド、体が汚染されないよう清潔保持に気をつけよう。転倒しないよう体位を工夫することも大切！

なぜ患者に便意を我慢させてはいけないの？

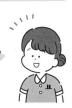

便意を抑制すると、便意の閾値が上昇するため便が腸内に停滞します。停滞している間に水分が吸収され硬便となり、排便困難となるからです。

食事の時間が不規則な場合も、便意を感じにくくなり、便秘の悪化につながるので注意しよう。

覚えておきたい

便秘の種類

便秘にも色々な種類があります。受け持つ患者がどの種類の便秘なのか、収集した情報からアセスメントをして考えてみましょう。

・痙攣性便秘……初めての入院や、初めて排便介助を受けることになった患者など、環境変化によるストレスで副交感神経が過度に興奮して腸がけいれんし、便秘を引き起こす

・直腸性便秘……寝たきりや、術直後寝返りできず同じ姿勢が続いたり、便意を我慢したりすることが多いと、便が直腸に達しても便意が起こらず、直腸に便が溜まり、排泄困難になる

・弛緩性便秘……運動量、水分量、食物繊維不足により蠕動運動が不十分になり、便が大腸内に停滞し、便の水分が過剰に吸収されて硬くなり、排泄困難になる。お腹の張りや残便感などの自覚症状がある場合がある

・器質性便秘……腸閉塞（イレウス）、腸管癒着や大腸がんなど器質的な原因によって、腸管に通過障害が起こっている状態。便秘とともに血便が出る、強い腹痛、嘔気、嘔吐など生じることもある

計画内容

看護問題 呼吸困難がある
看護目標 呼吸困難が軽減する

OP

1. バイタルサイン
2. 呼吸状態（**呼吸数、呼吸のリズム、深さ、呼吸音、SpO_2など**）

> 呼吸困難は主観的な症状で、客観的に度合いを把握することが困難だよ。そのため、呼吸数や呼吸の深さなどの客観的な情報を組み合わせてアセスメントをすることが大切！

3. 呼吸困難の随伴症状（喘鳴、チアノーゼ、冷汗、胸部不快、疲労感、不眠、意識障害）
4. 不安、恐怖などの言動、訴え
5. 喀痰の状態（**喀痰の色、粘度、量、臭気の有無**）
6. 睡眠状況
7. 食事摂取量、栄養状態（TP、Alb、BMI、体重の増減など）、飲水量
8. 排便習慣、便秘の有無
9. 検査データ（CRP、WBC、動脈血ガス分析、X線など）

TP

1. 安楽になるよう患者の体位を工夫する。
   （**上半身を45度程度に傾斜した半座位や、オーバーテーブルにクッションを置いた起座位など**）

2. 気道の清浄化への援助をする。

   （**水分摂取をすすめる。ネブライザー、加湿、スクイージング
   で排痰を促し分泌物を除去する**）

3. 医師の指示下にて酸素療法を行う。

4. 安静にできるような環境を整える。

   （**温度や湿度を調整して気管支や肺への刺激が少ないよう環境
   整備する。胸部の圧迫を解除して呼吸運動を楽にするため、身
   体をしめつけず、ゆったりとした寝衣を選択する**）

5. 日常生活での工夫をする。

   （**食事摂取のスピードをゆっくりにするよう調整するなど、日常
   生活での酸素消費量をできるかぎり増加させないように活動の
   仕方を工夫する。過度の安静はさらなる活動性の低下を招くた
   め医師の指示に従いながら実行する**）

6. 不安の軽減への援助。（訪室時、患者のそばで気持ちを受け止める）

7. 硬便や便秘の予防をして排便時の努責による酸素消費量を減らす。

EP

1. 口すぼめ呼吸や腹式呼吸の必要性と方法を指導する。

2. 呼吸困難感や胸部圧迫感、疲労感や胸痛などの自覚症状を感じ
   た場合は、遠慮せずにナースコールを押し、看護師に伝えるよ
   う説明する。

3. 日常生活上の注意点を説明する。

   （手洗いなど感染予防の必要性、患者の発作時の対応など）

4. 喫煙している場合は、禁煙の必要性を**説明する**。

ナースや指導者からの予想質問&答え方

呼吸困難と栄養状態の関係性は?

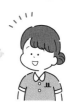

呼吸困難は食事への意欲が低下し、食事摂取量が不足しやすくなります。低栄養になると呼吸筋の筋力や喀痰排出力の低下につながり、呼吸困難が悪化することがあります。

食べることで胃が膨らみ、横隔膜が圧迫されて、苦しくなる患者さんもいるよ。そのため食事の1回の分量を減らし、回数を増やすなどの工夫も考えてみよう!

呼吸困難の患者の排便状況を観察する根拠は?

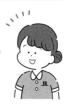

便秘により腸内にガスが貯留すると、腹部膨満となり、横隔膜を圧迫することで呼吸運動を抑制するからです。

排便時の力みも呼吸困難の症状を悪化させることがあるため、便秘をおこさないことが大切!

呼吸困難の患者に禁煙指導する根拠は?

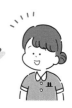

喫煙により気道粘膜が刺激されると、気道分泌物が増加し、換気が障害されるからです。

禁煙指導だけでなく、日常生活での活動量やストレス、感染などの呼吸困難を誘発するような生活行動を避け、患者が予防行動をとれるように説明や指導を行おう。

患者のご家族にも病院の対応などについて説明をする理由は?

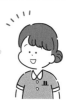

患者が日常生活で息苦しさを避ける工夫ができるよう働きかけ、それを退院後も継続していくためには、日常生活を共にするご家族の理解や協力が必要だからです。

ゆっくりと着脱することや、排便中に力みすぎないなど、日常生活の工夫について患者と家族と一緒に考えよう!

計画内容

看護問題 高血糖である
看護目標 血糖値をコントロールできる

OP

1. バイタルサイン
2. 患者の入院前の生活習慣（勤務体制、食事摂取量、食事内容、食事の時間、間食の有無と内容、アルコール摂取状況、喫煙状態、運動習慣、これまでの体重増減の数値、BMIなど）
3. 高血糖による随伴症状の有無と程度（口渇、多飲、多尿、倦怠感、体重減少、神経障害、眼の症状、腎障害など）
4. 治療の効果
   - 食事療法：**食事管理についての実施状況、患者の知識と理解度（栄養指導後の表情や言動）**
   - 運動療法：**指示された運動実施状況、表情や言動、患者の運動に対する意欲**
   - 薬物療法：**内服薬、インスリン注射の種類、量、副作用、自己管理能力（薬物の作用、低血糖時の対応等の知識、手技）、インスリン自己管理に対する意欲（患者の表情・言動・関心の度合い）**
5. 家族構成、キーパーソン、協力の程度（理解度や言動）
6. 検査データ（**空腹時血糖、HbA1c、尿検査、眼底検査など**）

TP

1. 食事療法の援助をする。

   （**1日の摂取エネルギーの目安を算出し、食品交換表を見ながら、退院後に実現できそうな献立を一緒に考える**）

   --------- たとえば献立について、ただ患者に伝えるのでなく患者と一緒に内容を考えるなど、患者の意思を取り入れた関わりが大切だよ

2. 運動療法の援助をする。

   （患者の退院後の生活に取り込める運動を一緒に考える）

3. 薬物療法の援助をする。

   （インスリン注射に対する患者の思いを受け止める。インスリン注射時は、チェックリストを活用して、患者が注射の手技や注射部位などについて確認、復習しやすいようにする）

4. 感染症予防の援助をする。

   （爪の切り方や、足病変の確認方法をパンフレットなどを用いて患者に合わせた方法で伝える）

EP

1. 患者の生活習慣や考え方に合わせて、患者とその家族に高血糖や、高血糖が続くことでおこりうる症状について説明する。

2. 血糖コントロール不良時（低血糖など）について説明する。

   （自覚症状や、症状出現時の対処方法）

3. 糖尿病手帳を携行する必要性について説明する。

ナースや指導者からの予想質問&答え方

糖尿病で喫煙状況を観察する根拠は?

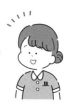

喫煙は交感神経を活発化させてアドレナリンや副腎皮質ステロイドを放出させ、これらが血糖値を上昇させるとともに、インスリンの作用を妨げるからです。

高血糖と喫煙は、いずれも動脈硬化の危険因子! 動脈硬化は、心筋梗塞や脳梗塞などの命に関わる病気を引き起こす原因となるため、禁煙が大事だよ!

患者に食事回数を聞く根拠は?

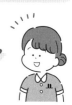

少ない回数でまとめて食事をとると、1食あたりの摂取量が多くなり血糖値上昇が大きくなるからです。

適切な量の食事を、規則正しくとることが重要だよ。

患者の同居家族やキーパーソンに対して説明をする根拠は？

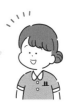

患者が自己管理を継続していくためには、患者だけでなく、周囲の方々の協力も必要不可欠だからです。

看護師の目の届かない場所でも生活習慣を見直すなどの自己管理に協力してもらえるように、家族にも治療方針を説明するよ！

患者に食物繊維の多い食事を勧める根拠は？

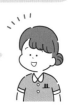

食物繊維は糖の吸収をおだやかにするため、血糖値の急上昇を抑え、インスリン分泌量の急速な増加を防ぐからです。

野菜スープなどを、主食より先に食べるなど、食物繊維が豊富なものを先にとることが血糖値の上昇をゆるやかにするよ！

7 掻痒感

計画内容

看護問題 かゆみがある

看護目標 かゆみが緩和、消失する

OP

1. 掻痒感の程度（**患者の表情や言動**）
2. 掻痒感の部位、範囲（**全身性・局所性**）
3. 掻痒感の発生する時間、持続時間
4. 皮膚の状態（**乾燥や皮疹、発赤、浸出液、掻き傷の有無と程度**）
5. 日常生活のへの影響（**十分な休息を得ることができているか、食欲不振、集中力の低下、精神的不安定の有無**）
6. 室内環境（**温度、湿度など**）
7. 掻痒感を悪化させる生活習慣（**服薬管理、清潔管理、爪の長さ、使用している洗浄剤など**）

TP

1. 低刺激性の洗浄剤を選択し、保清をすることで皮膚を清潔に保つ。

   保清のポイント
   ・お湯の温度はぬるめに！
   　（熱い湯では、肌の潤いに必要な皮脂が溶け出してしまう）
   ・ボディソープを使いすぎない！
   　（ボディソープを使いすぎると皮膚の膜となる皮脂を取り過ぎるおそれがある）
   ・保湿は忘れずに
   　（お風呂上りには皮膚の表面からどんどん水分が蒸発するため、
   　お風呂から上がったら数分以内に保湿剤を塗ること）

2. 必要に応じて、木綿やガーゼなどの皮膚へ刺激が少ない病衣を選択し、着用する。発汗した場合は拭き取る。

3. **掻痒感が強い場合は、医師・患者と相談し、必要に応じて冷罨法を実施する**。

4. 皮膚損傷がある場合は、包帯や手袋の着用により皮膚を保護し、爪を短く切る。

5. 適切な**室温・湿度**に保つ。

> ↑···· 適切な室温・湿度の目安
> 夏場…室温：25〜27℃　湿度：50〜60%
> 冬場…室温：20〜22℃　湿度：40〜50%

6. 痒みが増加する時間帯や原因を患者と一緒に分析し、痒みが出現したときの対処法をともに考える。(**軽く叩く・さする、気が紛れるよう趣味の××をするなど痒みから気をそらすことができるよう援助する**)

> ↑···· 患者に趣味をきいて、看護計画に反映させよう！
> これが個別性のある看護計画につながるよ！

7. 治療や現在の状態に対する思いを表出しやすくするために、**傾聴する態度で接する**。

> ···· 精神的な不安感は掻痒感と関連性があるため、
> 精神的援助は大事だよ！

EP

1. 掻痒感の出現時の対処法と掻くことのリスクを説明する。

2. 軟膏や内服薬が処方されている場合は、必要性と副作用について説明し、退院後も適切に継続できるよう指導する。

3. スキンケアの方法を指導する。

ナースや指導者からの予想質問&答え方

搔痒感のある患者に対して、湿度や温度管理が重要である根拠は?

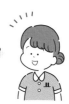

湿度が低く、皮膚が乾燥すると皮膚のバリア機能が低下します。その結果、外部刺激に反応しやすくなって、痒みにつながるからです。

お風呂やスポーツ、暖房器具などが原因で、冷たい身体が急に温まるなどの急激な温度変化があると痒みにつながることがあるよ!

保清が重要である根拠は?

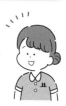

常在菌が繁殖すると炎症をおこして、搔痒感が増加するからです。また、汗は痒みを引きおこすことがあるため、皮膚を清潔に保つ必要があります。

p.102の「保清のポイント」をしっかり把握しておこう。

なぜ掻いてはいけないかわかる？

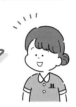

掻くことで皮膚を傷つけたり、湿疹などの皮膚のトラブルが悪化したりするだけでなく、わずかな刺激にも反応してかゆみが起こりやすくなり、「かゆみの悪循環」を引き起こすからです。

心理的ストレスはかゆみを引きおこす原因になるため、患者に合ったストレス解消法を見つけ、できるだけストレスをためないように援助しよう！

掻痒感には冷罨法が効果的な場合がある。根拠は？

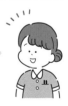

掻痒感のある部位を冷却し、皮膚の温度が下がることで、血流を減少させ、痒みがおさまりやすくなるからです。

ただし、同一部位を冷やし続けることで血流障害や冷罨法停止後の掻痒感の憎悪なども起こり得るため、医師や患者とタイミングや程度を相談して実施しよう。

計画内容

看護問題 術後疼痛がある

看護目標 疼痛をコントロールできる

OP

1. バイタルサイン

2. 疼痛の部位、強さ、**程度**、持続時間、出現の仕方（持続的、間欠的、日内変動）

    ⌐---- 疼痛の程度はフェイススケールや、VAS,NRS などスケールを使用すると評価しやすいよ！

3. 手術や麻酔について

    （術式、ドレーン留置の有無、手術創部の状態、同一体位による皮膚圧迫の有無）

4. **疼痛を増強させる原因因子の有無**

    （咳嗽・体動・離床など手術創部に負担がかかる動作、腹筋の緊張、不眠、疲労感、不安など）

    ⌐--- ただ疼痛の強さを観察するのではなく、安静時と体動時の痛みを比較してどんな時に疼痛が増強するのか？疼痛が和らぐ体位はないか分析しよう！

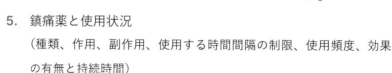

5. 鎮痛薬と使用状況

    （種類、作用、副作用、使用する時間間隔の制限、使用頻度、効果の有無と持続時間）

6. 排便状況

    （排ガスの有無、便の量、性状、回数）

7. 活動に対する意欲

TP

1. 疼痛を感じたときは、遠慮せずに声をかけてもらえるよう、受容的・共感的な態度で接し、積極的にコミュニケーションを図る。

2. 医師の指示範囲内で鎮痛薬を使用する。鎮痛薬を使用する場合はタイミングのコントロールを患者と行う。就寝前や離床前などの休息前、あるいは身体負荷がかかりやすいタイミングの前に予防的に鎮痛薬を使うことを患者と相談する。

3. 患者と相談しながら、安楽枕の使用なども行い、患者にとって安楽な**体位**をとることができるようにする。

> 体位変換のあとは、ドレーン類が患者の体の下になったり、屈曲することで閉塞したりしていないかしっかり確認すること!

4. 喀痰時や歩行時などは創部をタオルなどでおさえるように一緒に練習をする。

5. 腹部の手術の場合、腹筋を使って起き上がるのではなく、ベッド柵を使って側臥位→端座位→立位と段階的に離床できるようにする。

EP

1. 疼痛を我慢しないよう、遠慮なく看護師に声をかけてもらうよう説明する。

2. 心理的不安が疼痛に影響することを説明し、休息が不十分であったり、心配事があったりする場合は、遠慮なく相談するように説明をする。

ナースや指導者からの予想質問&答え方

疼痛はバイタルサインにどんな影響がある？

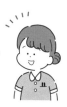

痛みが生じると、交感神経が優位になって、呼吸数・心拍数の増加や血圧上昇が起こります。

疼痛はバイタルサインの他に、精神面にも影響が出ることがあるよ。そのため疼痛の緩和は、積極的に行っていく必要があるよ。

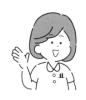

術後疼痛が呼吸器合併症のリスクになる根拠は？

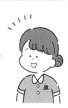

術後の痛みによって、呼吸が浅くなり、咳嗽を抑制すると気道内分泌物が貯留します。これが無気肺や肺炎を引き起こす可能性があるからです。

麻酔による呼吸抑制や長時間同じ体位をとり続けることで、気管支に気道内分泌物が貯留し、気管支が閉塞するなど、手術そのものが無気肺のリスク因子にもなるよ！

術後に鎮痛薬を使うときに気をつけることは？

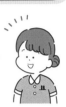

術後は循環動態が不安定なため、鎮痛薬の使用による血圧の急激な変動に注意することです。

とくに高齢者は、若い人より鎮痛薬による副作用が起こりやすく、一部の副作用が重症化しやすいため注意。副作用で呼吸抑制、嘔気、嘔吐、血圧低下等が発現することがあるためしっかり観察しよう！

覚えておきたい

フェイススケールの活用

フェイススケールとは、痛みを顔のイラストの表情で評価するスケールのことです。疼痛は主観的な感覚のため、このフェイススケールを使用すると評価しやすくなります。
バイタルサイン測定時に疼痛を観察するだけではなく、安静時と体動時の痛みを比較して、どんなときに疼痛が増強するのかを分析しましょう。
この他、NRS、VAS もよく使われる指標です。

痛みが まったくない	ほんの少し だけ痛い	少し痛い	痛い	とても痛い	耐えられな いほど痛い
0	1	2	3	4	5

計 画 内 容

看護問題 褥瘡がある、またはリスクがある
看護目標 褥瘡が縮小、消失する、褥瘡を予防できる

OP

1. 褥瘡の部位と程度（**深さ、大きさ、浸出液の量と性状、ドレッシング剤の交換頻度、褥瘡周囲の皮膚の発赤や腫脹、熱感の有無、ポケットの有無**）

   └----- DESIGN-R や NPUAP などのスケールを使って評価するのがおすすめ！

2. 食事摂取量と食欲の程度、水分摂取量
3. 皮膚の清潔状況（**発汗の有無や程度、清潔ケア、更衣の頻度**）
4. 排泄状況（**排便の回数、便の性状、失禁の有無**）
5. ADLの状況と安静度制限
6. 褥瘡発生のリスク（**ブレーデンスケールなどの活用**）
7. **知覚障害・運動障害の有無と程度**

   同一部位の圧迫による痛みを感じたり、動いたり
   することができなければ褥瘡リスクとなるよ！

8. 患者の年齢、皮膚の加齢性変化の有無と程度
9. 検査データ（**TP、Alb、血糖、Ht、Hb、電解質など**）

TP

1. 体圧分散用具（クッションなど）を、体位変換やポジショニングなどのケアに合わせて使用することにより、**体圧を分散し、**ずれ、摩擦を防止する。

   > 仰臥位では、仙骨部・踵骨部・肩骨部・後頭部が褥瘡の好発部位だよ。これらの部位に加わる圧力を分散させよう！

2. 現在の患者の嗜好と栄養状態、口腔機能状態に合わせて、食事を摂取しやすいように作成されたきざみ食・ソフト食、ゼリーやプリンなどで、不足する栄養素を補給できるようにする。

3. 皮膚の清潔を保ち、皮下組織の血流を促進させるために患者の状態に合わせて、なるべく入浴やシャワー浴を実施する。（**弱酸性の石鹸で、汗・皮脂・ほこりなどの汚れをよく洗い流す。摩擦による褥瘡リスクを防ぐために、やさしくおさえるようにふき取る**）

4. 褥瘡部分は生理食塩水などで洗浄し医師の指示内で適切な外用薬を使用する。ドレッシング材で創傷を覆って浸潤状態を保ち、治癒を促進できるようにする。

5. 排便の状況と便の性状によっては、便の刺激から皮膚を保護するため皮膚保護剤の使用を検討する。

EP

1. 定期的な体位変換の必要性と方法、具体的な頻度を説明する。

2. ベッド上除圧・車椅子上除圧の方法を指導する。

3. 退院後の入浴、清拭の際は低刺激石鹸を用いて皮膚を擦りすぎないよう、介護者の技術の程度を確認しながら説明する。

褥瘡で栄養状態を観察する根拠は？

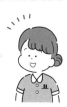

エネルギーやタンパク質が不足した低栄養状態では、筋肉や脂肪組織が減少し、骨が突出するため、褥瘡発症の危険性が高くなるためです。

適切な褥瘡治療を行っても治らない場合、患者が低栄養状態である可能性があるよ。食事内容や患者の体の状態をこまめに確認しよう。

仙骨部の褥瘡の場合、排便状況を観察する根拠は？

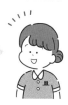

便は皮膚にとってアルカリ性の刺激であり、皮膚のバリア機能を壊して炎症を引き起こすため、排泄物が付着した状態は褥瘡の治癒を妨げるからです。

排泄によっておむつの中が高温・多湿になることも褥瘡を悪化させる要素になるため注意が必要！

高齢者の皮膚は褥瘡リスクがあるのはなぜ？

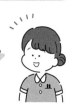

加齢によって皮膚が萎縮したり皮下脂肪が減少したりするため、皮膚の弾力性が低下して皮膚や皮下組織が弱っているからです。

特に寝たきりの患者は、自力で体位を変えられないため、同じ場所に体重がかかって褥瘡が生じやすいよ！

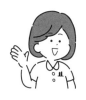

発赤がみられたら何に気をつける？

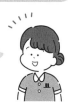

発赤が見られたら「持続性の発赤」なのか「一時的な発赤」なのかを見きわめる必要があります。「持続性の発赤」は褥瘡になり、治療が必要になることがあります。

「持続性の発赤」なのか「一時的な発赤」なのかを見分ける方法として、「指押し法」と「ガラス板圧診法」があるよ！

計画内容

看護問題　言語障害がある
看護目標　コミュニケーションが改善できる

1. 言語障害の程度（**声の大きさ、明瞭度、文字を読み理解できるか、文字を書くことができるか、言葉を聞いて理解できるか、ボディランゲージや視線は活用できるか**）
2. 家族や面会者、医療者とのかかわり方（**意思を伝えることができているか**）
3. 言語障害の随伴症状の有無と程度（**流涎、咀嚼・嚥下困難、呼吸困難、四肢麻痺、失行・失認、視野障害など**）
4. リハビリの状況（**実施されている言語療法、リハビリの期間・頻度・内容**）、患者の意欲と効果
5. 患者と家族の受け止めの程度（**患者の状態をどのように受け止めているか**）
6. 患者の疲労感、精神的な状況（**言語障害による心理的苦悩、ストレスの有無**）
7. **入院前の生活、社会的背景**

   └---- 言語障害は入院前の生活に影響することが多く、焦りから精神的苦痛を感じる場合が多い
8. 嚥下機能の低下がみられた場合は食事・水分摂取量に影響しているか、その結果栄養状態の低下がみられていないか

TP

1. リハビリ内容に応じた訓練を病棟でも行う。
   言語聴覚士と連携し情報の提供を受けて、患者の生活場面で積極的な声掛けを行う。
2. 患者の趣味の話をしたり、患者の好きな歌を一緒に歌ったりすることで、積極的に声を発する機会を設ける。
3. 患者の表情や視線、小さなしぐさや声のトーンから、言いたいことを読みとれるように、関わる。
4. 患者が発語しようとしているときは、急かさずに落ち着いて傾聴する。
5. 患者の状況に応じて、可能である代替コミュニケーション手段の選択肢をいくつか提示し、患者自身が代替手段を選択することができるようにする。（**文字盤や患者の生活スタイルを表現したイラストの使用など**）
6. リハビリ後は、患者が静かに休息できるよう、清潔ケアや検査などの時間を調整して、十分な時間をとる。

EP

1. 伝えたいことがあるときは、遠慮せずに時間をかけてゆっくり話すように説明する。
2. 患者本人と家族が言語障害について正しく理解し、受け止められるよう、必要な情報（**言語障害についての基礎知識、リハビリ・治療の方針や看護ケアの方針など**）を提供する。

   > 言語障害では運動機能も障害されている場合が多いため、今の患者さんの ADL［日常生活動作］の状況をしっかり観察し、ADL 拡大に向けてケアをしよう。

3. 患者の家族に、患者の表情や身振りを観察し、患者の意思を受け止めて言葉にするよう説明する。

ナースや指導者からの予想質問&答え方

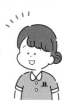

言語障害のある患者の精神状況を観察する根拠は？

言語で自分の意思を伝えられないと、不安やいらだちがつのり、精神的ストレスになるからです。

患者本人だけでなく、家族も患者とのコミュニケーションに不安をいだいていることが多いよ。家族にも患者の状態を説明し、不安の軽減に努めよう！

言語障害の種類と程度を把握する根拠は？

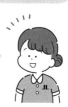

言語障害の種類によって適切なコミュニケーション方法が変わるため、患者の状態に合わせて適切な看護介入に結び付ける必要があるからです！

言語障害のリハビリは言語聴覚士が担当することが望ましいけど、言語聴覚士がいない施設も多く、看護師がかかわることが多いのが現状だよ。

非言語コミュニケーションにイラストを用いることにはどんな効果がある？

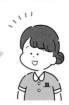

入浴や睡眠などの患者の生活行為や、痒い・痛いなどの体調を表現したイラストを指してもらうことで、言語コミュニケーションが難しい患者の負担軽減につながる工夫ができます。

表情や身ぶり、手ぶりなどの非言語コミュニケーションも大切だよ！

覚えておきたい

言語障害の種類

●構音障害

発声や発語が正しくできない、または十分にできない状態

・器質性構音障害 ……… 構音器官そのものに欠損や形の異常があるため正しく発音できない状態
・運動性構音障害 ……… 構音器官が、麻痺などのために適切に動かすことができない状態
・機能性構音障害 ……… 聴覚や構音器官などに明らかな問題がないのに、特定の音が正しく発音できない状態

●失語症

言葉を発する能力や言葉を理解する能力を失った状態

・運動性失語（ブローカ失語）……… 言葉を発する能力を失った状態。理解は比較的良好なことが多い
・感覚性失語（ウェルニッケ失語）…… 言葉を理解する能力を失った状態。錯語が生じ、聴覚理解も障害されることがある

●全失語

言葉を発する能力と、言葉を理解する能力の両方を失った状態

⑪ 低栄養

計 画 内 容

看護問題 低栄養がある

看護目標 栄養状態が改善する

OP

1. バイタルサイン
2. 体重、BMI、皮下脂肪厚、腹囲、胸囲
3. 随伴症状の有無と程度（**倦怠感、易疲労、めまい、ふらつき、筋力低下、骨の突出、浮腫など**）
4. 食事摂取量、食事内容、必要なカロリーと摂取カロリーのバランス、水分摂取量
5. 食事中や食後の表情や言動、食べることへの意欲
6. 病室の環境（**食欲低下の原因となりうる温度や湿度、臭い、音**）
7. 活動量、睡眠状態
8. 脱水症状の有無（**口唇や皮膚の乾燥状況、口渇、尿量減少の有無、倦怠感、脱力感**）
9. 嚥下困難の有無、原因（**脳血管障害、神経筋障害など**）
10. 疼痛の有無、程度、タイミング、部位
11. 口腔内の状態（**口内炎、舌苔の有無や程度、歯の有無、義歯の使用の有無、義歯が合っているか**）
12. 排泄状況（**下痢、便秘の程度と有無**）、消化器症状（**胃痛や胸やけ、腹部膨満など**）の有無と程度
13. 心理面（**不安やストレスなど**）
14. 血査データ（TP、Alb、Hbなど）

TP

1. 食事前に含嗽を行う。

2. 病室環境を調整する。（**臭いを発する物の除去、換気、湿度や温度の調整を行う、家族の協力も得て患者の好みに合わせて工夫する**）

3. 配膳、**処置**、治療のタイミングを調節。

   痛みを伴う処置がある場合は、食欲を減退させるため食事前を避けるようプランを立てよう。

4. 食事時の体位の調整をする。（**なるべく座位とし、頸部を軽度前屈させる体位にし誤嚥を予防する**）

5. 食事形態を調整する。（**誤嚥しやすい場合、増粘剤を混ぜとろみをつける**）

6. 医師の指導内で食事内容を調整する。（**悪心・嘔吐がある場合はにおいが少なく冷たい食品・口当たりのよいアイスやゼリー・麺類を選ぶなど。食欲を増進させるような盛り付けの工夫や、調味料や香辛料の使用など**）

7. 口腔ケアをする。

8. 褥瘡発生のリスクをアセスメントし、体位変換、保清を行い褥瘡を予防する。

9. 精神的支持や励ましをする。

10. 患者の好みに合った日中の適度な活動を行い、奨励する。

EP

1. 焦らず自分のペースで食事することを説明する。

2. 十分な栄養と水分摂取の必要性を説明する。

3. 食事内容や形態が好みではなく、食欲がわかない場合は変更が可能であることを伝え、相談するよう説明する。

4. 消化吸収促進のため食後30分程度は安静にするよう指導する。

ナースや指導者からの予想質問＆答え方

患者の活動量や睡眠を観察する根拠は？

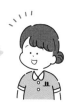

活動量減少によるエネルギー消費量の減少は不眠や食欲不振につながり、過剰な活動は疲労を招き食欲減退につながる可能性があるためです。

低栄養が進むと筋肉量が減少し、筋力も低下するよ。すると運動機能や活動量も低下し、更なる悪循環に陥るため適切な活動量の維持が大事だよ！

食事前に含嗽を行うとどのような効果が期待できる？

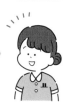

食事前に含嗽を行うと、爽快感が得られるだけでなく、唾液や胃液の分泌も促進され、食欲の亢進を期待できます。

高齢者や、誤嚥リスクがある患者の場合、上を向いての「ガラガラうがい」ではなく「ブクブクうがい」を選択することや、口に含む水分量を少なすぎず多すぎないようにするなど、誤嚥リスクを減らす工夫も大事だよ！

口腔ケアが重要な根拠は？

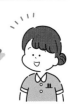

食欲が低下している患者は、唾液分泌が減少している場合が多く、口腔内が不潔になりやすいとともに口腔粘膜の障害が起こりやすいからです。

虫歯や差し歯の不具合なども食欲低下や、やわらかいものしか食べられなくなることにつながるため、しっかり口腔ケアしよう。

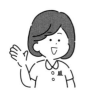

低栄養の患者に精神的ケアをする根拠は？

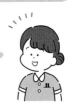

低栄養は病状悪化や回復遅延につながり、患者や家族の不安の原因となるため、不安な気持ちを受け止め、支持する必要があるからです。

精神状態が良くなると、食事への意欲も増加するため、低栄養改善が期待できるよ！

計 画 内 容

看護問題 発熱による苦痛がある
看護目標 発熱による苦痛が軽減、解消される

OP

1. バイタルサイン
2. 体温の変動、熱型、発生時刻と持続時間
3. 随伴症状（**悪寒、戦慄、四肢冷感、皮膚蒼白、疼痛（関節痛、腰背部痛）**、倦怠感の有無と程度
4. 呼吸状態（**息切れ・呼吸数増加、咳嗽、喀痰、咽頭痛、胸痛の有無と程度**）
5. 発汗の有無と程度
6. 食欲、食事摂取量
7. 水分出納バランス
8. 口腔内の状態（**口腔粘膜の乾燥、口内炎、舌苔の有無と程度**）
9. 解熱剤使用、時間、使用後の変動
10. 消化器症状の有無と程度（**腹痛、下痢、便秘、嘔吐**）
11. 脳神経症状の有無と程度（**疼痛、意識障害、髄膜刺激症状**）
12. 感染兆候（**創部、ドレーン刺入部、ドレーン排液状態**）
13. 発熱に対する患者、家族の反応、言動
14. 血査データ（**WBC、CRP、Hb、アミラーゼ、電解質、肝機能、腎機能、X線**）

TP

1. クッションやタオルを用いて安楽な体位を保持する。
2. 掛け物や衣類、室温を調整し、発熱に伴う寒気や不快感を軽減させる。
3. 高温相に移行したら医師の指示内で、解熱薬を使用する。
4. 氷枕や氷嚢を用いて適宜冷罨法を行う（p.125参照）。
5. 発汗や皮膚の湿潤がみられた場合は清拭、寝衣交換をして、皮膚の清潔を保つ。
6. 適宜、少量ずつの水分摂取を促す。
7. 不安を傾聴し、精神的ケアを行う。
8. 食事は消化がよく、食べやすいものをすすめる。

EP

1. 患者や家族に体温調節について説明する。
2. 発熱持続時の脱水予防のため、水分補給が必要であることを説明する。
3. 発汗があるときは、適宜清拭と寝衣交換をすることで清潔を保つ必要があることを説明する。

熱型の種類と特徴
・稽留熱 …… 日内変動が1℃以内で高熱が何日も持続する
・弛張熱 …… 日内変動が1℃以上で平熱にならない状態
・間欠熱 …… 日内変動が1℃以上で平熱になることがある
・波状熱 …… 有熱と無熱を不規則に繰り返す
・不定熱 …… 熱の高低や持続に一定の傾向がみられない

ナースや指導者からの予想質問&答え方

体温を確認するときに気をつけるべきことは?

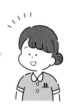

体温は個人差があるため、患者の健康時の平熱や、年齢、性別による平均値などから総合的に考えることが重要です。

乳幼児の平熱はやや高く、高齢者はやや低めの傾向があるよ。患者の体温の平均値と併せて考えよう。

口腔の状態を観察する根拠は?

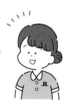

発熱による脱水状態を観察できるからです。脱水で乾燥した口腔内は損傷しやすいため二次的合併症を起こさないよう、こまめに観察し、口腔ケアをする必要があります。

口腔内の乾燥のほか、口内炎や舌苔の出現も、脱水症状の可能性が考えられる症状だよ。

安楽な体位を保持する根拠は？

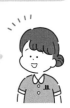

高熱が持続すると体位変換が困難となり、褥瘡や腸蠕動の低下につながる可能性があるためです。

自力で体位変換ができないと、身体的・心理的な安楽が阻害されるため、定期的にクッションなどを用いて、安全で安楽な体位となるように心がけよう！

覚えておきたい

発熱時の冷罨法

発熱時に実施する冷罨法として、以下のような体幹部や動脈が体表面に走っている部位に実施するのが効果的です。

効果的な冷却部位

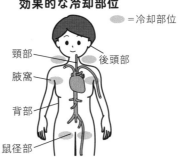

＝冷却部位

頸部
後頭部
腋窩
背部
鼠径部

---

13 セルフケア不足

計画内容

看護問題 セルフケア不足がある
看護目標 セルフケア能力が向上する

OP

1. セルフケアに影響を与える疾患の経過
2. 残存機能、運動障害、精神障害の程度
3. 安静度
4. ADL［日常生活動作］の自立度（**更衣、排泄、食事など。入院前と現在で比較する**）
5. 点滴やドレーンなど装着物の状況
6. 栄養状態、食欲の有無と程度、食事や水分の摂取方法と摂取量
7. 疾患や治療に対する認識と理解度
8. 意欲、依存心、ストレス、不安
9. 退院後想定される生活環境（**ベッドかふとんか、和式トイレか洋式トイレか、階段の有無など**）
10. サポート体制、家族やパートナーとの関係性
11. 検査データ（**TP、Alb、Hb、WBC、CRPなど**）

TP

1. 患者の自立心を尊重し、支持的態度で対応する。(**患者がうまくできたことに対して肯定的な言葉掛けをする**)

2. 環境整備を行う。(**ルートやドレーン類を整理する、ベッド柵の使用などで事故を防止する、患者の必要物品を使いやすい位置に配置する**)

3. 食事環境を調整する。(**セッティング、スプーン・フォーク・箸の選択、エプロンの着用、食器の蓋とりや果物の皮むき**)

4. 食事介助、栄養管理を行う。(**栄養状態や体液バランス保持のための援助**)

5. 口腔ケア、ブラッシング介助を行う。(**スポンジブラシ・歯ブラシなど物品の選択**)

6. 移動介助をする。(**患者に合わせた移動方法の選択と介助**)

7. 清潔の介助を行う。(**洗髪・シャワー・清拭の使い分け**)

8. 更衣の介助を行う。(**衣類の選択、ボタンかけ・袖通しなど**)

9. 排泄の介助を行う。(**尿器や便器・紙おむつの使用、トイレへの誘導や排泄のタイミングでの声掛け**)

   TP 3.～ TP 9. のケアや介助は、具体例を参考にして、患者の病状に合わせて適宜選択・調整しよう。

EP

1. できないことは遠慮せず伝えるよう説明する。

2. 家族に介助方法を説明するとともに、見守ることの必要性も説明する。

3. 患者自身でできるようになったことや日々の変化に気づき、自分を認めることの必要性を説明する。

ナースや指導者からの予想質問&答え方

WBC や CRP を観察する根拠は?

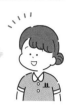

セルフケア能力の低下は、誤嚥性肺炎、尿路感染などの感染リスクにつながるからです。血液データだけでなくX線やバイタルサインから感染兆候がないか観察する必要があります。

p.126 **OP** 8. の「ストレス」や「不安」が倦怠感の原因である場合もあるため、総合的に評価しよう。

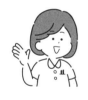

高齢患者の食事を観察するときに気をつけることは?

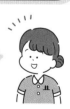

高齢者は成人に比べて嚥下機能が低下していることが多いため、自力摂取が可能でも飲み込みができているか入念に確認し、誤嚥リスクがないか分析する必要があります。

ふだん、どのような食事（内容や形状）を食べられるのかの把握と、摂食・嚥下機能低下がないかをアセスメントして、患者に合った食事援助方法を決定しよう!

排泄のタイミングでの医療者からの声掛けが大切な根拠は?

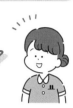

患者が遠慮からナースコールを押すのをためらってしまうことがあるからです。起床直後や食後など、タイミングをみて声を掛けます。患者の思いや行動をある程度推測することが大事です。

排泄の動作の中で、患者が自分でできる部分があれば、手を出しすぎずに見守り、自己排泄を促そう。

患者の陰部洗浄での声掛けで大切なことは?

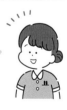

患者の羞恥心に配慮することです。例えば、「おむつ」や「お尻」などと大きな声で言われることを嫌がる患者さんもいます。「××さん、お下を確認させていただいてよろしいですか?」などと言い換えることができます。

「尿」は「お小水」、「便」は「お通じ」など患者の羞恥心に配慮した声掛けが大事!

計画内容

看護問題 睡眠障害がある

看護目標 睡眠障害が改善する

OP

1. バイタルサイン
2. 睡眠障害のパターン（**中途覚醒、入眠困難、早朝覚醒**）
3. 睡眠時間（入院前と比較する）
4. 睡眠の質（**よく眠れたという感覚があるか、悪夢を見ていないか**）
5. 年齢
6. 睡眠障害の随伴症状（**あくび、頭重感、頭痛、食欲不振、集中力や思考力低下の有無**）
7. 日中の様子（**傾眠、注意力減少、苛立ち、怒りっぽさ、眠気の有無**）
8. 日中の活動量、活動レベル
9. 昼寝の時間
10. 睡眠障害の原因（p.133参照）
11. 睡眠剤など薬の使用状況と副作用の出現状況
12. 寝る前の習慣の有無、継続状況（**ストレッチ、洗面、読書、排泄など**）

TP

1. 精神的ケアを行う。（**話を遮らず傾聴する**）
2. 締め付けで覚醒中枢が刺激され良質な睡眠が妨げられるのを防

ぐため、下着・寝衣・紐類を調整する。

3. 入眠しやすく刺激の少ない環境に調整する。（**臭気、照明、寝具、医療機器の音、温度、湿度の調節**）

4. 良質な睡眠を妨げる身体症状に対応する。（**医師の指示範囲内での鎮痛剤や鎮咳薬・抗ヒスタミン薬などの薬使用、氷枕の使用**）

   睡眠剤を長期服用、連続服用すると薬物耐性が生じ、さらに睡眠障害となる可能性があるよ。高齢者は睡眠薬が体内蓄積しやすく、副作用も出現しやすいため、不必要な服用をしないよう薬の量を適宜調整しよう。

5. ルート類を調整する。（**寝返り可能な長さにする**）

6. 生活リズムを整えるため、適宜朝日を浴びる時間をつくる。

7. 医師の指示範囲内で、薬の量を調整する。

8. 入眠導入の援助をする。（**ぬるめの湯での入浴や足浴など**）

9. 入眠前に患者の手の届く位置にナースコールを配置し、安心感を与える。

10. 医師の指示範囲内で適宜、夕方から夜にかけての飲水量、点滴量を調節する。

11. 患者と生活記録をつけ、規則正しい生活を心がける。

12. 軽度の疲労感を与えるような活動を援助する。
    （**散歩や作業、病院のイベントへの参加、他患者との交流など**）

EP

1. 適度な活動も良質な睡眠に必要であることを説明する。

2. 入眠前は副交感神経を優位にさせ、リラックスすることが大事であることを説明する。
   （**テレビやスマートフォンなどの明るい画面を見ないこと、温熱作用のあるアイマスクや靴下での保温、呼吸法などを指導する**）

3. 心配事や不安は医療者に伝えるよう説明する。

4. 睡眠を妨げうる原因について説明する。

活動量は睡眠障害とどんな関係がある？

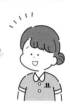

適度な活動は睡眠に効果的ですが、激しい運動や眠る直前の運動は覚醒傾向を強め、眠っても呼吸が多くなったり、体温が低下しにくかったりするなど睡眠効果を低下させます。

高齢の患者には、年齢が上がるにつれて一般的に睡眠時間は減少することを伝え、睡眠時間に対して不安を軽減させることも重要！

患者の昼寝はどのくらいの時間が理想？

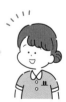

長すぎる昼寝はかえって覚醒後にぼんやりすることもあるので、30分未満が理想です。

昼寝をしすぎないためにも、夜の睡眠の質を高めることが重要だよ！

ぬるめの湯で入浴や足浴をする根拠は？

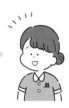

ぬるめの湯での入浴は、副交感神経が働いて、鎮静や催眠に効果があるからです。また、足先が冷たいと皮膚温を上げようと代謝が活発化し、睡眠導入を妨げるため、足浴で足を温めることが睡眠導入に効果的です。

マッサージやアロマの使用も、患者の血行を促進させ、入眠導入の一助となるよ。

睡眠障害の原因

睡眠障害の原因は多岐にわたります。
以下に挙げる主な原因を参考に、受け持ちの患者の原因をアセスメントしましょう。

- **環境要因** ────── 明るさ、物音、温度、寝具、入院前の生活との差異など
- **心理的要因** ────── ストレス、不安、心配など
- **身体疾患に伴う要因** ── 掻痒感、疼痛、頻尿、咳嗽、口渇、下痢、発汗など
- **治療的要因** ────── 安静制限、ドレーンや点滴などの挿入物など
- **生活習慣要因** ────── 薬の長期服用・連続服用、タバコ、アルコール、カフェインなどの過剰摂取など

計画内容

看護問題 悪心・嘔吐による苦痛がある
看護目標 悪心・嘔吐による苦痛が解消、軽減される

OP

1. バイタルサイン
2. 悪心・嘔吐の程度、持続時間
3. 吐物の量、色、性状（**血液や胆汁などの混入物はないか**）
4. 嘔吐の誘発因子（**食事内容、臭気、心理的素因、疼痛、疾患、手術時の機械的刺激や麻酔など**）
5. 脱水症状の有無（**体液喪失量、口腔や皮膚、粘膜の乾燥、皮膚のツルゴール低下**）
6. 使用している薬、副作用の出現
7. 随伴症状（**唾液分泌亢進、めまい、頭痛、腹痛、顔面蒼白、発汗、脈拍の増加**）
8. 頭蓋内圧亢進症状（**頭痛、意識障害、徐脈、収縮期血圧の上昇**）
9. 腹部症状（**腹部膨満、腸蠕動音**）
10. 表情、言動
11. 排便状況（**便秘や下痢、排ガス、腸蠕動音の有無**）
12. 食欲の有無、食事摂取量
13. 検査データ（**Na、Cl、K、HCO_3、pHなど**）

TP

1. 安全、安楽な体位をとる。(**側臥位・仰臥位でも顔を横に向ける、膝を曲げ腹部の圧迫を取り除くなど**)

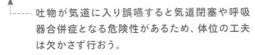

  ┄┄ 吐物が気道に入り誤嚥すると気道閉塞や呼吸器合併症となる危険性があるため、体位の工夫は欠かさず行おう。

2. ベッドサイドにガーグルベースン、ティッシュやガーゼ、ゴミ袋を配置する。

3. 吐物は速やかに処理し、含嗽、口腔清拭を行う。

4. ゆっくり背中をさすり、リラックスできるようにする。

5. 適宜栄養士と連携し、食事形態や内容をできる限り調整する。

6. 悪心・嘔吐を誘発する因子がある場合は除去する。

7. 頻回に訪室し、受容的態度で接する。

EP

1. 悪心・嘔吐出現時はナースコールで呼ぶよう伝える。

2. 悪心・嘔吐出現時の対応について説明する。(**体位の取り方、深呼吸の方法、安静にして体力の消耗を防ぐことなど**)

3. 脱水の危険性や予防法について説明する。
   (**嘔吐の誘発防止のため少量ずつ水分をとるなど**)

4. 抗がん剤使用などで予期的嘔吐が予想される場合は、制吐薬、リラクゼーション、気分転換やイメージ療法の必要性や効果を説明する。

悪心ってどんな症状？

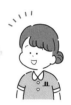

咽頭部や前胸部に感じる、切迫した不快感のことです。
嘔吐の前、もしくは嘔吐と同時に起きます。

悪心の症状は「むかつきがある」「吐き気がする」「気持ちが悪い」などと
表現されることが多いね。

悪心・嘔吐の症状がある患者の頭蓋内圧亢進症状を
観察する根拠は？

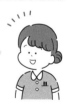

頭蓋内圧が亢進すると嘔吐中枢を直接刺激して、急激
な噴出性嘔吐をきたすからです。頭蓋内圧亢進状態
を放置すると、頭蓋腔の隙間から脳がはみ出し（脳ヘル
ニア）、致死的状態になります。

頭蓋内圧亢進症状には、頭痛、意識障害、徐脈、収縮期血圧の上昇などが
あるよ。

嘔吐後の含嗽や口腔清拭を行う根拠は？

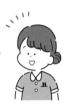

吐物が口腔内に残っていると不衛生であり、不快感も残るため、悪心や再嘔吐の誘発因子になるからです。

嘔吐後は冷水やお茶で含嗽を行ったり、氷を口に含んだりすると楽になるよ。

嘔吐がみられた患者の不安のケアが大事である根拠は？

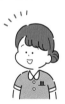

不安などの心理的素因は、大脳皮質を介して嘔吐中枢を刺激するからです。

医療者がケアをするほかに、患者自身に深呼吸をしてもらうことも不安を和らげるのに効果的だよ。

経過記録

経過記録は、患者の情報を治療・ケアの経過とともに記載します。ここでは SOAP を用いた記録方法を理解して、自身の看護への介入や患者の反応をはじめとした情報をわかりやすく書くためのポイントを押さえましょう！

経過記録とは

経過記録とは、**患者の状態や、治療内容、実践した看護内容などの経過を記載したもの**です。指定された経過記録用紙に、看護を実施した結果を記録していきます。

経過記録の書き方

経過記録は、SOAPと呼ばれる記録方法に基づいて記載することができます。SOAPの形式では、患者の経過を**主観的情報（S）**、**客観的情報（O）**、**アセスメント（A）**、**計画（P）**に分けて記録します。SOAP形式で記録することで、患者の抱える問題を明らかにしたうえで、その患者にとって適切なケアを導き出すことができます。

それぞれの項目の記載方法・内容を次のページで確認しましょう。

■ 経過記録用紙の例

実際にSOAPを用いた経過記録の例を見てみましょう。

S(Subjective data)…主観的情報。患者が発した言葉をそのまま記載しよう(長くなりすぎる場合は要点を絞って書いてもOK)。

O(Objective data)…客観的情報。医療者が観察したことや測定したこと(血液データ、バイタルサイン、患者の表情など)を記載しよう。

経過記録　氏名＿＿＿＿＿＿

日時	SOAP	経過記録
6/22 9:30	S	今日の調子はいいね。
	O	体温○℃ 脈拍○回／分 呼吸○回／分 ← ドレーン排液量○mL 淡血性 血圧○mmHg(収縮期)／○mmHg(拡張期) 体調をたずねるとSのとおりに返答あり。表情には笑顔がみられ、積極的に会話する。
	A	意識清明であり、バイタルサインは正常範囲内である。ドレーン排液量が○mLであり、1日○mLが正常範囲であることから、量が正常範囲よりも少ないが、バイタルサイン、ドレーン性状、色調より現時点でのドレーン閉塞の可能性は低いと考えられる。
	P	訪室時にはドレーンのミルキングを行い、チューブ閉塞を防ぎつつ、排液量、性状を観察して閉塞の早期発見に努める。

A(Assessment)…SとOの情報を分析する。根拠を示しながら患者はどのような状態にあるかを記載する。

P(Plan)…Aの結果から、今後どのような看護援助が必要になるかを書こう。

SとOからAを考えて、AからPを考える。このように、SOAPを書くときは、全体に一貫性をもたせることが大切だよ。

Part 06

看護計画の実施と評価

立案した看護計画に沿って看護を実施したら、看護過程の最終段階である「評価」を行います。評価は、今後の看護計画にも大きくかかわるため、必要な情報を漏れなく記録できるようにしましょう。

看護過程の評価の書き方

看護過程における評価では、立案した看護計画に沿ってケアを実施し、その成果がどうであったか、具体策などを確認します。

記録用紙には、患者の反応や得られた結果を記載し、以下の3点を中心にまとめます。

1. 目標の達成度（達成・一部達成・未達成）
2. 1のように評価する根拠
3. 目標が達成でき、問題が解決または改善された場合
   →看護計画終了
   目標が達成できなかった、または目標は達成したが今後も看護ケアが必要な場合
   →看護計画続行
   続行にあたり計画に追加、修正点があれば記載する

看護過程の実施と評価の記録様式は学校によって異なるけれど、ここでは経過記録と同様、SOAP形式で記載するよ！　右ページでポイントを確認していこう。

看護計画の実施と評価　記録用紙の例

○月○日　氏名＿＿＿＿＿＿

看護問題#2:術後安静、術後疼痛に伴う身体可動性の制限による清潔のセルフケア不足
期待される結果:清潔セルフケア不足による皮膚障害や皮膚汚染がみられない

実施計画	実施したこと	評価
(1)全身清拭(患者の自立を妨げないよう、できるところは患者にやっていただく) (2)皮膚の観察(皮膚の発赤、湿潤) (3)創部の観察(発赤、腫脹、出血、疼痛)	(1)全身清拭 ・○月○日○時より全身清拭 ・蒸しタオルを渡し、ご自身で清拭できる部位を実施していただいた ・ベッド上安静の指示のため仰臥位にて実施 ・創部に力を入れずに起き上がる方法を説明した ・清拭時に痛みが増強した際は我慢せず伝えるように話した (2)皮膚の観察 ・術後安静により皮膚が圧迫され褥瘡のおそれがあることを説明した ・褥瘡の徴候がないか好発部位の観察をした (3)創部の観察 ・創部の感染徴候、疼痛を確認した ・痛み止めの使用時期と効果発現時間を確認し、使用するタイミングを振り返った	**S:**気持ちいいですよ。動くと少し傷が痛いかな。 **O:**清拭中、表情穏やか。発赤、褥瘡の徴候なし。背部、腋窩部発汗あり。前胸部、顔、上腕の清拭は患者にて実施可能。背部、下肢のみ介助必要。更衣は介助必要。創部周辺、感染徴候なし。創部痛:フェイススケール3(動かさない状態:1〜2) *└--- Oには「〜と思われる」などと憶測や思い込みを書かず、スケールなども活用し客観的事実のみを書こう!* **A:**現時点では介助により期待される結果は達成できていると考えられる。根拠は、皮膚汚染がみられず、ケア中に「気持ちいい」という発言が聞かれ、穏やかな表情がみられたこと、長時間同一体位でいることによる褥瘡形成は見られなかったためである。また、清拭中に上肢を動かすことで創部痛がフェイススケール1〜2から3へ上昇したことから、今後は痛み止めの効果時間を考慮したケアが必要と考える。加えて、背部と腋窩部の発汗による皮膚の汚染で皮膚の抵抗性が弱まり、皮膚障害が起こらないか観察する必要がある。 *└--- SとOを解釈・分析し、期待される結果(達成・一部達成・未達成)、その根拠や今後必要なケアを書こう。* **P:**OP、TPに以下を追加し、計画続行とする。 **OP:**背部、腋窩部の発汗の程度 **TP:**痛み止め使用のタイミング、清潔ケア実施のタイミングを、疼痛レベルの観察と合わせて患者と相談する。

「実施したこと」は「#2　OP(1)〜(3)、TP(1)(2)、EP(1)の実施」のように書いてもOK!

└--- 計画続行であれば追加・修正すべき計画を書こう。

サマリー

これまで行ってきたケアや患者の情報をサマリーにまとめましょう。サマリーはさまざまな場面で参考にするため、ここでしっかりポイントをおさえましょう。

サマリーとは

サマリー（看護要約）とは、**患者の情報を集約・要約した書類**のことです。今まで患者にどのような看護を行い、現在の患者の状況、患者に残された課題などを明確にするために書きます（書式や記録方法は病院ごとに異なります）。また、サマリーは患者が他の科や病院に移った際に情報を引き継ぐための重要な情報源となるため、簡潔ながらもポイントを押さえてわかりやすく書くことが重要です。

サマリーに記載すべき内容

サマリーに記載すべき内容について、以下の3点を押さえ、右ページの具体例を見ながら確認しましょう。

1. 患者の基礎情報（患者の年代、性別、名前、診断名、既往歴、仕事、家族など）

2. 経過

3. 看護問題と残された問題（看護介入と期待される結果の達成状況）

■ サマリー用紙の例

○月○日　氏名_____

患者の基礎情報
A氏　50代後半　男性
診断名:2型糖尿病
既往歴:なし
仕事:エンジニア(椅子に座っていることが多い)
家族:妻と息子の3人暮らし

経過 ◀--------- 患者の入院までの経過、入院中の経過を書くよ。運動、食事、
　　　　　　　　薬物など治療の種類で分けて書くとわかりやすいよ。

40歳で糖尿病を指摘され食事療法と運動療法をしていたが、自己判断で通院中断。1か月前より
体重減少がみられたため、妻と病院を受診し、血糖値コントロール不良のため○月○日より2週
間入院となる。
薬物療法:超速効型インスリンを1日3回、毎食直前に皮下注射した。1週間のインスリン治療後、
血糖コントロールが良好となったため、インスリン投与を中止し、ビグアナイド剤の内服を開始。
運動療法:リハビリ室での運動、1日7,000〜8,000歩の院内歩行を行う。
食事療法:糖尿病食で1,700kcal/日。

看護問題と残された問題
#1　糖尿病に対する知識不足による自己管理不足…解決
DVDやパンフレットを活用した教育を行い、患者自身が低血糖の症状と、血糖コントロールの必
要性を説明できるようになったことから、看護目標である「糖尿病に対する知識があり、血糖コン
トロールについて説明ができる」は達成されたと考えられ、解決とした。
#2　セルフケア不足、血糖コントロール不良による足病変のおそれ…継続
食事療法、薬物療法、運動療法にて血糖をコントロールできたが、退院後も引き続き足を毎日観
察し、靴下をはいたり、こまめに爪切りをしたりするなどA氏の日常生活にセルフケアを組み込ん
でいく必要があるため、看護計画継続とした。
#3　入院や治療に対する不安や疑問によるストレス…継続
インスリン注射などの治療法や入院に対する不安を医療者に表出していたが、退院後も新たな
生活習慣を続けることに対する不安は残存しており、ストレスが続くと考えられるため看護計画
継続とした。

------- サマリーは入院時から現状まで、時系列に沿って記録すると
　　　わかりやすいよ。

記憶に残っている看護実習

私が看護実習時に受け持った患者には、脳梗塞による言語障害がありました。この患者は言葉を発することができず、声掛けをしても反応がありませんでした。

当時の自分なりに、自分ができるケアを考え、一生懸命取り組んだものの、患者の反応が得られないのは初めての経験で、十分なケアができているのだろうか、うまくコミュニケーションがとれているのだろうかと、とても不安に思う日々が続きました。

実習の忙しさに追われながら、あっという間に3週間が過ぎ去っていき、実習最終日を迎えたときのこと。患者に「短い間でしたが、お世話になりました。ありがとうございました」とお別れの挨拶をすると、その患者は私の手を自身のほほに当てて、ゆっくりと目を閉じたのです。患者の娘さんは「父は、感謝しているんですよ」と教えてくれました。それまで、自分の中に漠然とした不安を抱えていましたが、その瞬間「自分のケアは患者に届いていたのだ」と、うれしくなったのを覚えています。それ以来、直接的な意思表示が難しい患者に対しても、ていねいな声掛けを行うことを心がけるようにしています。

言葉での意思疎通が難しい患者を受け持つことになった学生は、私と同じように不安になることも多いのではないかと思います。しかし、たとえ患者から目に見える反応が得られなくても、あなたのケアや努力は必ず患者に届いています。自信をもって実習に取り組んでくださいね。

Chapter 2

看護実習をスムーズに こなすポイント

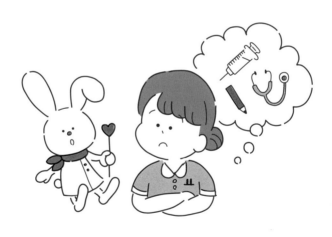

看護実習をスムーズに
乗り切るための7つの方法

看護実習での看護師とのやりとりや、患者の対応に不安を抱え
ている学生のために、看護実習をスムーズに乗り切るためのコ
ツをご紹介します。

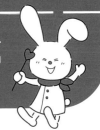

1 元気に挨拶をする

実習は何度行っても緊張するもの。自然と萎縮してしまい、小さな声で「お
はようございます」とつぶやくように挨拶をする看護学生も多いのではない
でしょうか。そんなときこそ勇気を出して、**必ず相手の目を見て、明るく元
気よく挨拶**してみてください。自分から率先して挨拶することで、相手の心
を開き、よい関係を構築できます。「語先後礼」という言葉のとおり、**挨拶
は言葉とお辞儀がセット**です。順番としては、言葉で伝えてからお辞儀をす
るのが正しいマナーです。相手の目を見て「おはようございます」と挨拶し、
少し遅れてお辞儀をしましょう。

2 看護師に報告するタイミングを考える

看護師への報告は、実習の流れを円滑にして、患者に適切な看護を行うため
にも重要です。看護師が忙しそうなときには声をかけづらいですが、**看護師
がゆっくり歩いているときや、物品の片づけをしているときは比較的落ち着
いている**ことが多いので、積極的に話しかけてみましょう。また、**聞かれる
前に報告をすることが大切**です。あとまわしにすると、結局タイミングを逃
し、聞かれてから慌てて混乱した報告をしてしまいがちです。タイミングを
考えて、きちんと整理した報告をできるようにしましょう（報告のしかたは
p.150～160参照）。

看護師に報告すべきタイミングは？

・トラブルが起きたとき・患者に異変があるとき

看護実習で何かしらの問題が発生したときは、すぐに看護師へ報告する必要があります。場合によりますが、異変・トラブルは早く報告するほど問題が大きくならずに済むことが多いです。

また、患者に急変があった場合は、絶対に患者を一人にせず、ナースコールで看護師を呼びましょう！

・患者の予定が変更になったとき

患者のスケジュールが変更になったときは、今後の行動計画の進め方について担当看護師と指導者に報告して相談しましょう。

「予定が変更になりそう」という早い段階で情報共有しておくのがよいでしょう。

・行動調整で決めたケアがスムーズに進まなそうな時

朝の行動調整で「○時に清拭をする」と決めたとします。しかし、なんらかの原因でそれが時間通りに実践できないと予想されることがあります。

この予測されたタイミングで、素早く指導者に報告しましょう。指導者と相談してスケジュールを練り直し、安全に実践できるようにしましょう。

報告しようか迷ったら

基本的に小さなこともこまめに報告することを心掛けましょう。

緊急性や優先順位がわからない看護学生のうちは、些細なことも含め、すべて報告したほうが指導者は安心します。忙しそうにしている指導者に声をかけるのに気が引けてしまう人もいると思いますが、報告は大切なことなので、習慣づけて行うようにしましょう。

3 アドバイスされたらお礼・実践・報告をする

看護実習中は、看護師から直接アドバイスをもらう機会も多いです。アドバイスをもらったら、**実践し、進捗や結果を報告する**のが大切です。看護師には、感謝の言葉と併せて、アドバイスを実践した結果として、自分自身の考え方、成果や受け持ち患者がどう変わったのかを伝えましょう。また、**今後の看護実習や勉強に邁進する様子や抱負を添えて伝える**のもおすすめです。

4 お詫びの言葉を忘れない

看護師から注意された後は、恥ずかしい気持ちや情けない気持ちでいっぱいになりますよね。しかし注意されたときの態度こそ、見られています。そのため、注意されたことをネガティブに受け取っているだけでは、社会人として、将来の看護師として、成長するチャンスを失ってしまう可能性も。注意されたときの対応力次第で、成長につながることもあります。

注意されたり、怒られたりしたときは、事実を認め、素直に謝りましょう。指導者としても素直に指摘を受け入れる姿勢の学生には、いろいろと教えたくなるものです。

5 自分のできることとできないことを把握する

看護学生は、患者にお願いごとをされることもありますが、当然ながら全てが1人で対応・判断できるものではありません。**自分自身で判断しかねる内容の場合は、必ず指導者である看護師に確認をとってから対応**しましょう。個人の判断で患者のお願いごとを聞いて対応・処置した結果、思わぬ事故を招くこともあります。

自分にできることとできないこと、やってよいこととやってはいけないことを把握し、状況によって判断し行動することも大切です。

6 個人情報を厳守する

看護実習で知り得た情報の扱いには注意が必要です。学習のための実習記録ですが、その中には患者の大切な個人情報が含まれています。当然ながら、この情報は決して外部に知られてはならないものです。実習記録のために収集した情報も、書く場所も、書いた後も、記録の扱いはくれぐれも慎重に。

個人情報を扱う際には、以下のことを守りましょう。
・個人が特定されないよう、記録物内での匿名性を守る
・実習への行き帰りの道中やカフェやレストランで記録を書かない
・院内、院外にかかわらず患者の病状や個人情報を大声で話さない
・実習記録を開きっぱなしで離席したり、置き忘れないよう注意する（コピー機に記録を挟んだままにするなど）
・実習先や患者にかかわる内容をSNSに投稿しない

7 メモを取る

看護実習にメモ帳は必須です。**書きやすいペンとメモ帳は必ず用意しておきましょう**（p.168参照）。
以下の順で内容を整理しながらメモを取っておくと、指導者への報告や見返すときにわかりやすいのでおすすめです。

①**日付と時間**　②**実施したケア**　③**数値**
④**観察したこと**　⑤**指導者に言われたこと**　⑥**あとで調べること**

少しの意識の持ちようで、毎日の実習をスムーズに気持ちよくこなすことができるようになるよ。ぜひ実践してみてね。

看護師との会話・質問・報告に使える表現

何かと緊張することの多い実習、看護師に声をかけづらい学生に向けて、役立つ表現を集めました。自分の状況を当てはめて、看護実習で活用してみてね！

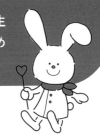

会話 声をかけたいとき

NG

看護師の名前 さん、すみません。
用件 の件なんですが、……。

OK

看護師の名前 さん、用件 について
ご相談させていただきたいのですが、
今お時間よろしいでしょうか？

【看護師がその場で相談に応じてくれる場合】
お忙しいところありがとうございます。……（用件の詳細）
【別の日時を設定して相談に応じてくれる場合】
ありがとうございます。
では、○時（○日）に改めてお声がけします。

まずは看護師に声をかけた「目的」を伝えて、自分が聞きたいことを明らかにしよう！　急ぎの内容でなければ、後で教えてもらったほうがよい場合もあるよ。

NG

（看護師からの質問に対して）

すみません、質問の内容についてわかりません。

教えてほしいです。

OK

（看護師からの質問に対して）

【その場で】

申し訳ありません。

質問の内容について、わからないので、調べてきます。

また改めてご報告いたします。

【翌日以降】

看護師の名前さん、

質問の内容について調べてきました。

今お時間よろしいでしょうか？

調べてみてわかったことまでは理解できましたが、

調べてもわからなかったことについてが

どうしてもわからないので、

お手すきの際に教えていただけますか？

看護師から質問をされて、その場でわからなかったり答えられなかったりした点は、自分なりに調べてからその結果を報告しよう。調べてもわからなかったことは、報告時に併せて質問できると、意欲を伝えることができてより GOOD！

会話 看護ケアの実施に自信がないとき

NG このケア、実践したことがありません。できないです。

OK このケアは実践したことがないので自信がありませんが、
ぜひやってみたいです。
ケアでわからない点 の部分については
（わからない・自信がない）ので、教えていただけますか？

できないこと・自信がないことに対して「できません」「わかりません」と
答えるだけではなく、積極的に実践する意欲を伝えた上で、わからないこと
があれば、「どこが」わからないかを明確に伝えられれば、新しく学びの機
会が得られることもあるよ。

会話 進捗を確認されたとき

NG とりあえず 現状 まではほとんどやっていて……。
ちょっとわからないところがあって……。

OK ケアなど について、現状 までは完了しましたが、
不明箇所 に関して不明点があります。
ご相談してもよろしいでしょうか？

「ほとんど」や「一応」などのあいまいな言葉を使うのは NG。言い訳など
に聞こえてしまうこともあるため、進捗状況や不明点を明確に言い切ろう！

会話 ミスをしてしまったとき

NG すみません……。

OK 申し訳ございません。
今回の ミス は××が原因と考えています。
今後は××の確認を密に行い、同じミスを繰り返さないよう注意します。

 ミスを認め、素直に謝ることはとても大切。ミスの原因を考え、今後の改善策を考えて伝えよう!

会話 アドバイスをもらったとき

NG ありがとうございます。

OK アドバイスをありがとうございます。
教えてもらったこと について、今まで □ と考えていたのですが、□ だと気づきました。
とても勉強になりました。ありがとうございました。

 何かを教えてもらったときは、ただ一言お礼を言うだけでなく、教えてもらったことによる気づきや発見も伝えられると GOOD!

NG （看護師の意見を聞いて）それは間違っています。
私は 自分の意見 だと思います。

OK （看護師の意見を聞いて）貴重なご意見をありがとうございます。
根拠 を考えると 自分の意見 という方法もあると思うのですが、いかがでしょうか？

相手の意見を頭ごなしに否定するのは NG。提案をベースにした言い方で、言いたいことを和やかに伝えよう！

質問 教わった内容をもう1度確認したいとき

NG 教わった内容 について、もう1度教えてください。

OK 看護師の名前 さん、
先ほど教えていただいたのに申し訳ありません。
間違いのないように確認させてください。
教わった内容 は 解釈 という理解で間違いないですか？

1度教わった内容を聞き直す場合は、その場で復唱して確認しよう。聞きにくいからとそのままにすると、トラブルにつながることがあるので注意！

見学のあとで質問をしたいとき

NG 先ほどの 処置 は何ですか？

OK △△さんが 処置 していたのは、 理由 だからでしょうか？

 見学したときに不明な点があったら、まずは自分で調べてみよう。調べることで知識が得られ、レポートや行動計画に書くネタとしても使えるよ。

看護師にお願いしたいとき

看護師は忙しいことが多いので、すぐに対応してもらうことが難しいこともあります。その場合は、事前に声をかけておき、時間が空いたときに対応をしてもらうなどしましょう。

・要点を押さえて簡潔に伝えよう
　　①いつ②どこで③だれが④なにを⑤どうやって⑥なぜ
・相手の都合を配慮する一言を添えよう
　　 看護師の名前 さんのご都合のよいときにお願いします
　　 看護師の名前 さんのお手すきの際にお願いします

バイタルサインの報告をするとき

NG

バイタルサインの報告をします。
体温37度、発熱あり、血圧は120/80でした。

OK

【話しかける前】
○○号室の 患者の名前 さんを受け持っている 自分の名前 です。
○時に測定したバイタルサインの報告をしたいのですが、今お
時間よろしいでしょうか？

【患者のバイタルサインの値と基準値】
まず、体温○度で基準値と比較して ⬜ でした。
患者の名前 さんの平常時の値と比較すると ⬜ であり、

【随伴症状の有無と程度】
随伴症状（めまい・自覚症状など）は
（あった・なかった）ため、
（正常・正常を逸脱）と判断しました。
次に血圧です。……

【異常がなかった場合の今後の展開】
症状として ⬜ もなく、予定通り リハビリなど 進んでいます。
今後も ⬜ に注意しながら ⬜ を観察していきます。

受け持ち患者の部屋番号と名前は、看護師がカルテを開く際に使うので、
必ず報告しよう！ 体温などの値の正常範囲は患者ごとに異なるので、患
者の平常時の値と比べてどうなのかを報告するのがポイント！

NG

これから 看護ケア を行います。
確認をお願いいたします。

OK

【患者の部屋番号・名前・自分の名前】
○○号室の 患者の名前 さんを受け持っている
自分の名前 です。

【いつ・だれに・何をするのか】
本日○時から、患者の名前 さんに 看護ケア を実施します。

【お願いしたいこと】
ワゴンに必要物品を準備したので
実施前に本日の手順について
一緒にご確認をお願いいたします。

看護ケアを実施する際の報告では、その手順を聞かれることもあるよ。看護ケアに必要な物品などを事前に準備しておき、どのような手順で、どんなことに注意するか説明できるとより GOOD！実習前に予習しておくのがおすすめだよ。

NG

看護ケア について、

◻ に変更してもよいでしょうか。

OK

【結論】

本日、看護ケア 予定でしたが、

◻ に変更したいと考えています。

【根拠】

理由としては ◻ のため、◻ であることが

挙げられます。

【考えを聞く】

看護師の名前 さんのご意見を

お聞かせいただきたいです。

まずは看護ケアの内容を変更したい旨を伝え、なぜ変更したいと考えたのか、根拠を明らかにして伝えよう。最後に看護師の考えも聞いて、最終決定しよう！

看護ケア実施後の報告をするとき

NG ○○時に 看護ケア を実施しました。

OK
【患者さんの部屋番号・名前】
○○号室の 患者の名前 を受け持っている

自分の名前 です。

看護ケア の報告をします。

【いつ・だれに・何をしたのか・その結果】
本日○○時に 看護ケア を実施したところ、

患者の名前 さんから〔　　〕という発言が聞かれました。

また、ケアの中で〔　　〕を観察したところ〔　　〕だったため、

【今後の展開】
今後の看護活動に〔　　〕を取り入れていきます。

看護ケアを実施したら、実施時刻と実施内容、だれに実施したのか、結果がどうであったのかをセットで報告し、それらを踏まえて今後の看護活動の方針も伝えられると GOOD !

NG

受け持っている 患者の名前 さんですが、さっき食事介助をしました。

鎮痛薬を使ったからだと思うのですが、

痛みはなかったようです。

胃部不快感もなしでした。食事は全量摂取されていました。

それから……

OK

〈疼痛の患者の例〉

【患者の部屋番号・名前】

○○号室の 患者の名前 さんを受け持っている

自分の名前 です。

【現在の状況】

食事は全量摂取し、腹痛や胃部不快感などの

自覚症状はありませんでした。

【アセスメント】

鎮痛薬を○○時に使用したため、

疼痛コントロールできていると考えられます。

【今後の方針】

明日以降も 患者の名前 さんと相談して、痛みの状況を観察

していきます。

患者と話したことや考えが頭の中でまとまらないままダラダラと話してしまうと、指導者に報告内容が伝わらないことも多いよ。報告内容を「状況」「アセスメント」「今後の方針」の3stepでまとめて簡潔にわかりやすく伝えよう！

報告 患者の症状を報告するとき

NG
> 疼痛はなさそうです。

OK
> ご本人は□□と話しており、
> 疼痛評価スケールでは数値で
> 鎮痛剤も使用していないため、
> 疼痛はないと考えられます。

結論だけを伝えるのではなく、自分が患者の症状について何を根拠に判断したかを具体的に報告しよう！

報告 ケアなどの実施時刻の報告をするとき

NG
> 早めにケアなどを実施します。

OK
> 15時にリハビリがあるので、
> 14時までにケアなどを実施します。

時間や日時の「早め」や「遅め」は、人によって認識が異なるあいまいな表現なため、混乱を招いてしまうことがあるよ。必ず具体的に「〇時」と報告しよう！

報告 患者の食事の報告をするとき

NG

患者の名前 さん、
今日の昼食はほとんど食べていました。

OK

患者の名前 さん、
今日の昼食は主食8割、副食10割食べていました。

食事の報告をするときは、主食と副食をそれぞれ何割食べたかなどを具体的に報告しよう。水分摂取量や食事時の表情や姿勢、意欲も観察して報告できるとさらに充実した報告になるよ。

報告 患者へのケアについて報告するとき

NG 患者にリラックスしてもらえるように対応します。

OK 背部に熱布を貼用するなどの工夫により、身体を温め、リラックスしてもらえるようなケアをします。

どういったケアを取り入れるのかなど、具体的な報告を心掛けよう。

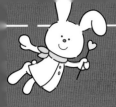

実習ノートの中身とまとめ方

看護実習中、看護学生が常に持っている「実習ノート」。まとめ方やノートの内容に悩んだら、これから紹介する内容をぜひ参考にしてみてください。

実習ノートにまとめておくとよいこと

看護実習中、勉強したことをノートにまとめているけど、見返したときに要点が理解できないな……

看護実習では、看護において重要なことをたくさん学びます。実習で身につけた知見は、国家試験受験時や看護師になったあとも、活かせるようにしなければなりません。しかし、座学と異なり実技が中心となるため、実習で学んだ内容のまとめ方に悩んでいる学生や、記録を書こうとしてノートを見返したとき、重要なポイントがどこであるかがわからず、悩んでいる学生も多いのではないでしょうか?

そんな学生のために、実習直前の事前準備にも、実習記録を書くときにふりかえるのにも便利な実習ノートの書き方・書くべき内容についてお伝えします。

次のページから、実際にななえるがまとめたノートを見ながら、ポイントを押さえていこう!

実習初日の確認リストをつくる

実習初日は、オリエンテーションを通して病棟の構造や物品の位置を教わりますが、緊張により重要事項を聞き逃したり、忘れたりしてしまうことも。初日に必ず確認しておくべきことをリストにしておくのがおすすめです。

物品の場所、使用方法を中心にまとめておくとよいでしょう。

いざ廃棄するときにあわてないように確認しておきましょう。

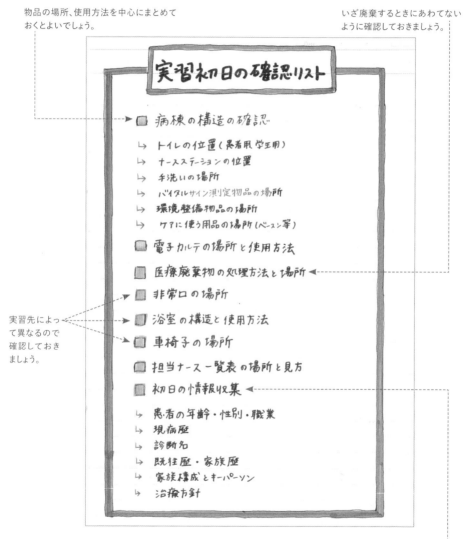

実習先によって異なるので確認しておきましょう。

受け持ち患者について初日に収集すべき情報も確認しておきましょう。

看護師に聞かれたことをまとめる

看護師に聞かれたことはその場で簡単にメモしておき、実習が終わったら、以下のように一覧にしてまとめてみましょう。こうすることで、重要なポイントをふりかえることができ、その場でうまく答えられなかったことも、次に聞かれたときに根拠をもって答えられるようになります。

> Date
>
> ### 看護師に聞かれたこと
>
> **Q. 食事時に頸部を前屈させる根拠は?**
>
> 頭部を前屈させると咽頭と気管が一直線にならず誤嚥を予防できるからです!
>
> （枕やタオルで高さを調整!）　枕
>
> **Q. 食後30分〜1時間は仰臥位を避ける根拠は?**
>
> 仰臥位になると、胃食道逆流が生じて誤嚥がおこり、酸の強い消化液が気道に入って重篤な肺炎となりうるからです!
>
> **Q. 脱衣室や浴室の室温を 22〜24℃にする根拠は?**
>
> 寒冷暴露による血圧上昇を避けるためです!
>
> ※ 浴槽の蒸気であたためて、脱衣室と浴室の温度差をなくしておくといい!
>
> **Q. 睡眠障害のある患者に足浴、入浴すすめる根拠は?**
>
> 入浴や足浴を通して深部体温をいったん適度に上昇させると、その後の体温の低下幅が大きくなり、入眠しやすくなるからです!

Q&A方式でまとめると、見返しやすいのでおすすめ!

1つの実習で聞かれたことは、別の実習でも聞かれることがよくあります。

看護ケアの必要物品と手順をまとめる

ケア実施時に必要な物品やケア実施の目的、手順などをまとめておくと、今後同じケアを実施するときに、スムーズかつ正確に進めることができるようになります。以下は全身清拭のケアを例として、見開きでまとめています。

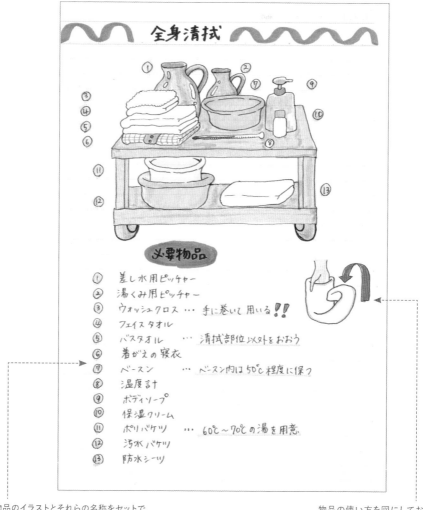

物品のイラストとそれらの名称をセットで
記載しておくことでよりスムーズに覚える
ことができるようになります。

物品の使い方を図にしておく
のもよいでしょう。

手順もイラストや図をセットにして
書いておくと、実施した内容をふり
かえりやすくなります。

Date

全身清拭

目的

● 全身の皮膚を清潔に保ち爽快感を得る。
● 拭く行為を通じて、皮膚の血行を促進し、全身のマッサージや
  自他動運動の機会を兼ねる。
● 熱布を貼用する場合、排便や腸蠕動の促進効果、
  リラックス効果

適応

● 呼吸、循環障害があり、入浴による負荷に耐えられない場合
● 安静臥床を必要とする場合

手順

① 患者に清拭の説明を行い、了解を得る。
② カーテンで患者のプライバシーを守るとともに、室温を調整して冷感を
  感じさせないための工夫をする。

  全身清拭の場合は、気化熱が大きく、時間もかかるため冷感を感じやすい。

③ ベースンに湯を入れ、ウォッシュクロスをゆすいで絞る。クロスの温度は40~45℃
  を保持する。
④ 顔から首を拭く。
  ● 目 → 額 → 鼻 → 頬 → 口 の順番で、枕を濡ら
    さないように拭く。拭き終わったら、首に
    かけていたフェイスタオルで水分を拭き取る。
  ● 同一部位について、予洗いでよごれを浮き上が
    らせる → ボディソープを泡立てて擦拭 → ボディソープふきとり → 水分ふきとり
    の順序で行う。

看護ケア実施のメモをまとめる

看護ケアを実施したら、忘れないうちに測定した数値や、観察した内容をまとめておきましょう。看護ケア後は後片付けなどで時間がないことが多いので、以下のように項目ごとに簡潔に整理するのがおすすめです。

指導者からケア時に言われたことは必ずメモしておき、今後のケア実施時にも意識できるようにしましょう。

ケア実施後のメモ

① 日付 と 時間

1月27日 9時30分

② 実施 した ケア

バイタルサイン測定

太字部分だけあらかじめノートに書いておいて、ケア実施後にこの部分を埋めると短い時間で必要なことをメモできます。

③ 数値

KT：36.5℃ P：68回/分 BP：129/75mmHg
RR：13回/分 SpO2：99％

④ 観察したこと

顔色良好 ・ チアノーゼなし ・ 喀痰 なし

ベッドアップするとさらに呼吸がしやすそう

⑤ 指導者に言われたこと

呼吸の苦しさは 睡眠に 影響する！

休息できているかも観察する‼

⑥ あとで 調べること

起座呼吸とは？ なぜ起こるか？

記録用紙だけでなく、ノートにもバイタルサインなどの数値をまとめておくと、見返しやすく、患者の変化にも気づきやすいです。

わからなかったことを明らかにし、実習後に調べる習慣をつけると、どんどん新しい知識を身につけられます。

看護実習では、毎日決まった報告を行います。順序立ててスムーズに報告できるよう、テンプレートを作成しておきましょう。また、実習が始まったばかりで挨拶をするのも緊張してしまうという方は、挨拶のしかたもまとめておくと安心です。

付箋に書いておくことで、ノートを使い切ってしまったときも新しいノートに貼り替えて、何度も見返すことができるのでおすすめです。

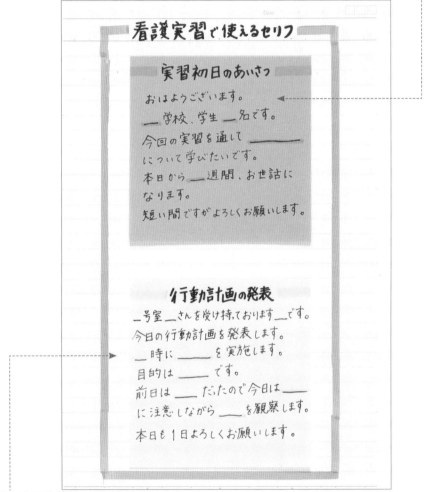

このようにテンプレートにしておくと、下線部をその場に応じて埋めるだけでセリフを完成させることができます。

実習でよく使う数字をまとめる

看護実習はさまざまな基準値を使うため、よく使う数字については必要なときに、すぐ見返せるよう、一覧にまとめておくのがおすすめです。

温度や体位、清潔ケアなど、項目ごとに色をわけておくと、見返したときにわかりやすいです。

実習でよく使う数字

室温	26℃(夏) 21℃(冬)
湿度	50%
BMI	18.5 以上 25 未満
ファウラー位	ギャッジアップ 45〜60度
セミファウラー位	ギャッジアップ 30度
車椅子移乗	ベッドに対し 20〜30度
清拭	50℃(ベースン内)
洗髪	38〜41℃
手浴	40℃(ベースン内)
入浴・シャワー浴	38〜40℃(ベースン内)
足浴	
陰部洗浄	

実習中に出会った薬の情報をまとめる

実習中、受け持ち患者に処方された薬や、看護師に教えてもらった薬は、名前と作用をまとめておきましょう。薬の名前や作用は混乱しやすく覚えにくいため、実習中に実際に目で見て覚えることを意識すると国家試験の勉強にも役立ちます。

薬の名前とその作用・副作用を併記しておくとわかりやすいです。

実習で 出会った薬

薬の名前	作用	副作用
アムロジン	降圧薬	めまい、頭痛
ジゴキシン	強心薬	悪心、嘔吐（ジギタリス中毒）
ニトロペン	狭心症治療薬	脳貧血、頭痛
リスモダン	抗不整脈薬（Naチャネル遮断）	低血糖、口渇
オノアクト	抗不整脈薬（β遮断）	血圧低下
リン酸コデイン	鎮咳薬	依存性
ムコダイン	去痰薬	食欲不振
メプチン	気管支拡張	動悸、頻脈
アマリール	糖尿病治療薬	低血糖
ハルシオン	睡眠薬	眠気、ふらつき
カロナール	鎮痛薬	悪心、嘔吐
ボルタレン		

カンファレンスに使えるセリフ

カンファレンスって何？　目的は？　カンファレンスは、テーマについて実習メンバー同士で話し合う貴重な場です。実習によっては毎日カンファレンスが行われることもあります。カンファレンスが苦手な看護学生も多いですが、自分にはない考え方に出会えたり、他の人のアイデアを聞くことで、悩んでいる内容の具体的な解決方法を導き出せたりと、メリットがたくさんあります。

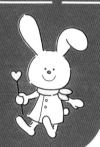

カンファレンスに使える穴埋めセリフ

学生から「カンファレンスで緊張して何を話したらいいかわからなくなります」という相談が多いので、穴埋めして使えるセリフの例をまとめました。この穴埋めセリフを活用してみてください！

1. 挨拶

> 時間になりましたので、これからカンファレンスを始めます。○時までの予定です。それでは、よろしくお願いします。

2. 意見がなければ自分の体験＋考えを！

> 私が過去に受け持った患者は　　　　　　でした。
> そのため私は×××と考えています。
> この点について意見はありますか？

3. 実習メンバーに振ってみる！

×××という意見が出ましたが、
△△さんはどうでしょうか？

4. よい感じに意見が出そろったら

それでは、意見をまとめます。
×××については□□ということですね。

5. 指導者と教員に意見をお願いする

△△さん、助言をお願いします。

6. 締めの言葉

時間となりました。本日のカンファレンスを終わります。
ありがとうございました。

カンファレンスに使えるテーマ

「カンファレンスで話すテーマが思いつきません」という悩みをよくいただきますので、カンファレンスに使えるテーマを紹介します。

・**実習で困ったこと**
〈例〉どのように声掛けをしたらいいかわからなかった場面
・**自分が実施するケアについて**
〈例〉～というケアをしたいが、どのような工夫ができるか
・**実習要項や実習目標からキーワードをピックアップする**
〈例〉患者の自立性を尊重したかかわり方
・**実習を通して学んだこと**（**最終日におすすめ**）
〈例〉今回の実習を通して学んだことと、今後どのように生かしたいか

患者との
コミュニケーションのコツ

慣れない実習で、言葉づかいや患者との会話に悩んでいる学生のためにコミュニケーションがうまくいくコツをお伝えします。

1 敬語などの基本マナーを徹底しよう

病院は一般社会であり、基本的なマナーを守ってコミュニケーションをとることが求められます。失礼がないよう、正しい言葉づかいで患者と接することから始めましょう。以下に、基本的な敬語の正しい使い方をまとめました。患者とコミュニケーションをとる際に参考にしてください。

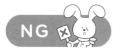
NG

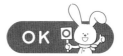
OK

NG	OK
了解しました	かしこまりました 承知いたしました
よろしかったでしょうか?	よろしいでしょうか?
○○様でございますか?	○○様でいらっしゃいますか?
おっしゃられた	おっしゃった
○○になります	○○でございます
参考になりました	勉強になりました
すみません	申し訳ございません
(名前、生年月日などを) 頂戴できますか	(名前、生年月日などを) お伺いしてもよろしいでしょうか お聞きしてもよろしいでしょうか

2 命令口調を使用しない

忙しかったり余裕がなかったりすると、患者に対して「〜してはいけません」「〜しないでください」と命令形や否定的な言葉を使ってしまいがちですが、なるべくポジティブに言い換えたい表現です。

相手の気持ちや状況を尊重することで、円滑にコミュニケーションがとりやすくなります。

 **NG**　1人でトイレに行かないでください。

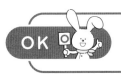 **OK**　トイレに行くときは看護師をお呼びください。

3 ゆっくり落ち着いて話す

慣れない環境だと緊張して早口になってしまうこともありますが、ゆっくりと落ち着いて話すことを意識してみましょう。

これを土台とし、相手の動作、声の調子、相手のテンションに合わせて信頼関係を築くという方法もあります。人は相手との共通点が1つでも多いと安心感を覚え、親しみを感じるものです。身振り手振りなどの動作、会話の速度、声の大小やトーンなどを合わせることから始めてみましょう。

4　難しい用語を使わずに話す

患者に対し、専門用語や略語、難しい用語を使って話すと誤解を招いてしまう可能性があります。どんなことでも、相手に応じた表現で、わかりやすく伝えるようにしましょう。

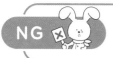
NG　検査まで絶飲食です。

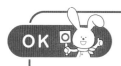
OK　検査の予定は13時なので、これから食べたり飲んだりはできません。ガムや飴もとることができません。

5　上手に情報を聞きとる

コミュニケーションにおいては、話す力以上に大切となるのが「聞く力」です。患者から率先して話してもらうように意識し、1度質問をしたら、お話が終わるまで聞く側に徹することを心がけることで、患者も少しずつ自身のことを話してくれるようになります。

入院前の運動習慣について教えてください。私は週に3〜4回、8,000歩以上歩くよう心がけているのですが、△△さんは入院される前、運動されていましたか？

上記のように、自分の具体例を挙げてから質問すると、患者はより具体的に質問に答えてくれることもあります。

6 不安に対するケアを行う

患者は、コミュニケーションのなかで不安を表に出されることも多いです。
医療従事者として、患者の不安や恐怖を理解し、共感することが非常に大切
です。

> もっとがんばってください。

> （今だってがんばっているのに、わかってくれない……）

このように一方的に伝えると、患者は心の壁をつくってしまう可能性があり
ます。そのためまずは「今、お辛い気持ちなのですね……」と相手の気持ち
に寄り添い、確かめるように話を聞くことが大切です。相手が自分の気持ち
を理解してくれているとわかると、信頼感が生まれ、治療にもより前向きに
取り組んでもらえやすくなります。

7 非言語的コミュニケーションを大切にする

コミュニケーション＝会話と思いがちですが、身振りや態度、表情などの
「非言語的コミュニケーション」も大切です。
また、重症の患者とコミュニケーションをとるのは難しいと考える学生も多
いでしょう。しかし、活発に言語的コミュニケーションをとることが難しい
患者も、ただ近くで寄り添うことが十分に価値のあるコミュニケーションに
なることもあります。

> 患者とコミュニケーションをとるときは緊張してしまいがちだけど、ここで紹介
> したポイントを思い出しながら、少しずつよいコミュニケーションがとれるよう
> 励もう！

患者とのコミュニケーションに使える話題・ネタ

体調はどうですか？　何かお悩みのことはありますか？
どんなことが気になりますか？

えっと…体調ねえ、悪くはないけど…気になること？
う～ん、えっと…

患者は、唐突に体調や悩みについて矢継ぎ早に聞かれると、答えづらいものです。体調面についてはデリケートな問題であり、なかなか話しづらいという患者もいます。

患者とスムーズなコミュニケーションをとるためには、体調確認などの本題に入る前に、以下のような雑談を活用してみましょう。

（1）天気・季節

今日はいい天気で、小春日和ですよ！

それはいいね。あとでちょっとお散歩しに行こうかね。

入院している患者はとくに、なかなか季節感を味わうことができません。天気や気温などの季節感のある話題を出すことで、日頃閉塞感を感じている患者が季節の移り変わりをイメージでき、気分転換にもつながります。

（2）患者の持ち物

そのペンケース、とてもかわいいですね！

ありがとう。孫が誕生日に買ってくれたんだよ。

持っていたり身につけていたりするものをほめてもらえると、だれでも嬉しくなりますよね。患者の持ち物に目が留まったら、声をかけてみましょう。患者が心を開いてくれれば、治療や相談にも前向きになるかもしれません。

（3）過去に行った旅行先

××さんは旅行がお好きなんですよね。どんなところに行ったことがあるのですか？

去年、孫たちと北海道へ行ったよ。寒かったけれどとても楽しくてね……

楽しかった出来事については積極的に話してくれる患者も少なくありません。また、患者が好きだった映画や音楽の話をするのもよいでしょう。

それでもうまくコミュニケーションがとれない場合

看護学生がよく考えてコミュニケーションをとってみたにも関わらず、患者とのコミュニケーションがうまくいかないと感じたときには、カンファレンスの時間に、患者とのコミュニケーションについて困っていることを共有し、実習メンバーや指導者、教員の意見を聞いてみるのがおすすめです。

カンファレンスでは、同級生から、自分では思いつかないような、さまざまなコミュニケーション方法が提案され、思わぬ形で解決方法が見つかるかもしれません。

Chapter 3

看護実習の前に
準備しておきたいこと

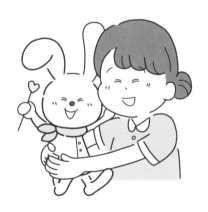

看護実習の前の心構え

看護実習は、これまで授業で学んできたことを、実践していく場です。実習を通して、多くのことを吸収し、よりよい看護ができるように目的をもって臨みましょう！

実習の心構え

看護実習では、病院という実践の場で、実際に患者に対してケアを行います。普段の授業で学んできた内容を、患者や医療者とのかかわりを通して身につけていくことが看護実習の目的です。

1人の患者に対して、ゆっくりと時間をかけてかかわることができるのは、看護学生の間だけです。看護師になると、同時に複数人を受け持つことも多くなり、現実には1人ひとりと深くかかわることができる機会は多くありません。看護実習で受け持った患者と過ごした時間は、看護師になってからも、とても印象深く残っているものです。

看護学生のみなさんには、そんな貴重な看護実習の時間を有意義に過ごしてもらいたいと思っています。

まず、実習が始まる前に、この**実習を通して自分がどんなことを身につけたいかをイメージしてみましょう**。実習要項が配られたら、「実習目標」に目を通しておくことをおすすめします。そして、**実習中は患者と向き合い、目の前の患者のために、看護学生としてどんなことができるかを一生懸命考えてみましょう**。この意識だけでも、看護実習の場でより多くのことを吸収できるようになります。

また、よい看護を行うためには、**学生自身の心身の健康管理も大切です**。実習中も自分を労わる時間をつくるようにして、リラックスして臨んでくださいね。

看護実習前に意識したいこと

- ☐ 看護実習を通して自分がどんなことを身につけたいかをイメージする
- ☐ 患者と向き合う時間を大切にし、看護学生として患者のために何ができるか考える
- ☐ 自分の心身の健康管理も大切に

今まで学んだことを活かして
多くのことを吸収してね!

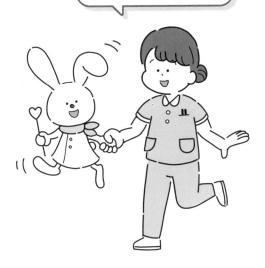

看護実習で持っておくべき＆お役立ちアイテム

初めての看護実習はわからないことだらけ。「実習には何を持っていけばいいの？」と不安を抱える学生も多いです。ここでは実習に必須なアイテムと、実際に「これが役に立った！」と感じたアイテムをご紹介します。

必須アイテム

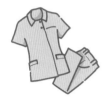

ナース服

白靴下／ストッキング

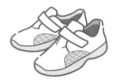

ナースシューズ

ヘアセット用品

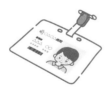

名札（学校による）

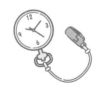

ナースウォッチ

聴診器

実習メモ帳

3色ボールペン

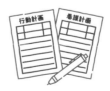

実習要項・記録用紙

バインダー

お役立ちアイテム

予備の白靴下

雨が降ったとき、汚れたとき用

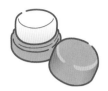

まとめ髪スティック

お団子ヘアを作るときに便利

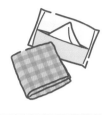

ハンドタオル・ティッシュ

エチケットとして

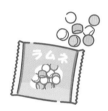

ラムネ

香りも強くなく手軽に食べられる

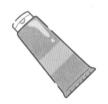

ハンドクリーム

手指消毒による乾燥対策に

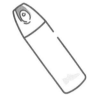

靴の消臭スプレー

1日履いたナースシューズの消臭ケアに

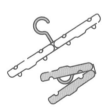

実習服をかけるハンガー

折り畳みタイプが便利

基準値一覧表

数値を確認したいときにさっと出す

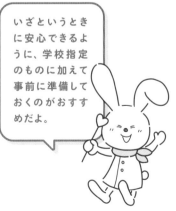

いざというときに安心できるように、学校指定のものに加えて事前に準備しておくのがおすすめだよ。

看護学生の身だしなみ

※服装規定は見習先・実習先・学校によって異なります。
　学校の指定がある場合はそちらに準じましょう。

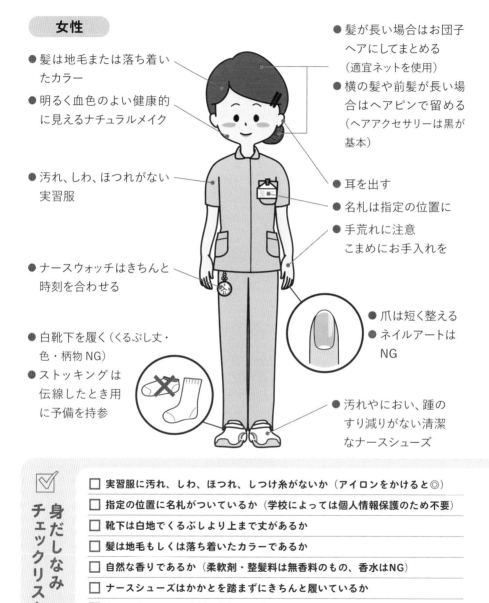

女性

- 髪は地毛または落ち着いたカラー
- 明るく血色のよい健康的に見えるナチュラルメイク
- 汚れ、しわ、ほつれがない実習服
- ナースウォッチはきちんと時刻を合わせる
- 白靴下を履く（くるぶし丈・色・柄物 NG）
- ストッキングは伝線したとき用に予備を持参

- 髪が長い場合はお団子ヘアにしてまとめる（適宜ネットを使用）
- 横の髪や前髪が長い場合はヘアピンで留める（ヘアアクセサリーは黒が基本）
- 耳を出す
- 名札は指定の位置に
- 手荒れに注意　こまめにお手入れを
- 爪は短く整える
- ネイルアートは NG
- 汚れやにおい、踵のすり減りがない清潔なナースシューズ

身だしなみチェックリスト

- ☐ 実習服に汚れ、しわ、ほつれ、しつけ糸がないか（アイロンをかけると◎）
- ☐ 指定の位置に名札がついているか（学校によっては個人情報保護のため不要）
- ☐ 靴下は白地でくるぶしより上まで丈があるか
- ☐ 髪は地毛もしくは落ち着いたカラーであるか
- ☐ 自然な香りであるか（柔軟剤・整髪料は無香料のもの、香水はNG）
- ☐ ナースシューズはかかとを踏まずにきちんと履いているか
- ☐ ナースウォッチの時刻はきちんと合っているか
- ☐ 爪や手の手入れはできているか

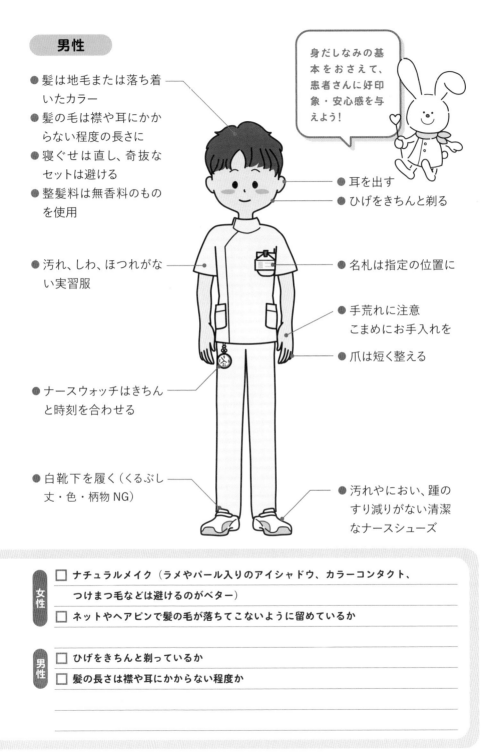

男性

- 髪は地毛または落ち着いたカラー
- 髪の毛は襟や耳にかからない程度の長さに
- 寝ぐせは直し、奇抜なセットは避ける
- 整髪料は無香料のものを使用
- 汚れ、しわ、ほつれがない実習服
- ナースウォッチはきちんと時刻を合わせる
- 白靴下を履く（くるぶし丈・色・柄物 NG）

身だしなみの基本をおさえて、患者さんに好印象・安心感を与えよう！

- 耳を出す
- ひげをきちんと剃る
- 名札は指定の位置に
- 手荒れに注意 こまめにお手入れを
- 爪は短く整える
- 汚れやにおい、踵のすり減りがない清潔なナースシューズ

女性
- ☐ ナチュラルメイク（ラメやパール入りのアイシャドウ、カラーコンタクト、つけまつ毛などは避けるのがベター）
- ☐ ネットやヘアピンで髪の毛が落ちてこないように留めているか

男性
- ☐ ひげをきちんと剃っているか
- ☐ 髪の長さは襟や耳にかからない程度か

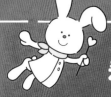

看護実習の事前学習

実習の期間が始まると、とにかくやることが多くて時間が足りないと感じることが増えます。これから看護実習に臨む学生は、実習に向けた事前学習を行い、実習本番の準備をしておきましょう。

実習前にふりかえりをおすすめしたいこと

もうすぐ看護実習が始まっちゃう……。事前に確認しておくべきことがたくさんありそうですが、実習前にどんなポイントを復習しておくのがよいでしょうか。

実習内容を理解するための基礎となる知識や情報は、実習が始まる前にぜひ復習しておいてほしいポイントです。

看護実習中は、これまでにご紹介してきた実習記録を書いたり、疾患の勉強をしたりと、とにかく大忙しになります。そのため、**実習前に各分野の基礎的な内容を復習しておくことが重要**です。実習前の時間があるうちに、これから紹介する項目について、ぜひ改めて確認してみてください。

■ 解剖生理学の復習

解剖生理学（人体の器官や細胞の構造とその機能）は、今後の実習において、各疾患についてくわしく学んでいくうえで、大切な基礎となる知識です。以下のように、ノートに各器官の名称と場所、機能などについて簡単にまとめておくと復習するときにも便利です。

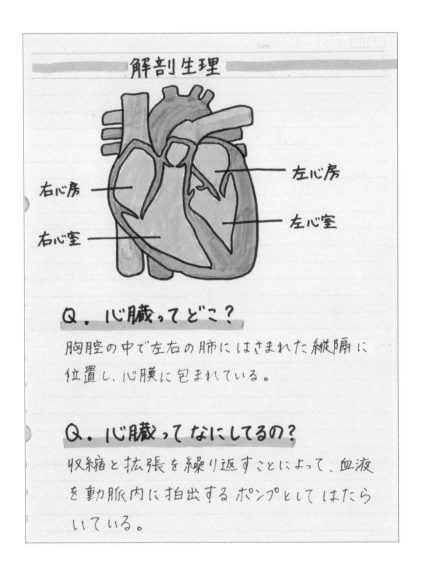

解剖生理

右心房
左心房
右心室
左心室

Q. 心臓ってどこ？
胸腔の中で左右の肺にはさまれた縦隔に位置し、心膜に包まれている。

Q. 心臓ってなにしてるの？
収縮と拡張を繰り返すことによって、血液を動脈内に拍出するポンプとしてはたらいている。

実習する科が決定したら、その科で扱う代表的な疾患についてまとめましょう。

たとえば「肝硬変」についてまとめたいときは、以下のようにイラストを描くと症状などが一目でわかるのでおすすめです。

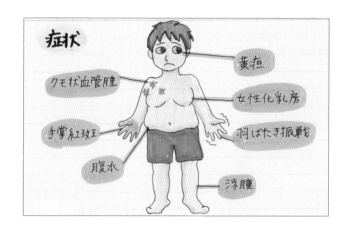

他にも、以下の項目についても併せてまとめておきましょう。ここでは例として「肝硬変」について記載します。

- **疾患の原因**………〈例〉日本における肝硬変の70～80％がB型、C型肝炎ウイルスの持続性感染による慢性肝炎、10％はアルコール性肝障害から進展する。薬物性や、自己免疫性が原因である場合もある。

- **疾患の機序**………〈例〉さまざまな原因によって肝小葉におけるびまん性の線維増生と肝細胞の壊死、また壊死に対応する旺盛な再生が反復されることで、肝小葉の改築と再生結節の形成が進む。

- **必要な検査**………〈例〉血液生化学検査（AST・ALTの上昇など）・超音波検査・CT・MRI（肝臓の萎縮などを確認する）

- **代表的な治療法**…〈例〉適度な運動、食事療法、浮腫、腹水の治療

- **必要な看護**………〈例〉症状（浮腫、腹水、掻痒感など）の緩和、心理的支援

■ 看護過程の復習

実習中に時間がない中で「ここはどうやって書くんだっけ……」と悩んでしまうのはもったいない！実習前に、看護過程の一連の流れを総復習しておきましょう。

■ 看護ケアの復習

看護実習でよく実施する看護ケアは、以下のとおりです。

- バイタルサイン測定
- 環境整備
- 清拭
- 洗髪
- 足浴、手浴
- 寝衣交換
- 陰部洗浄

これだけでなく、自分が実践する看護ケアについては、目的や必要物品、手順や留意点などをまとめておきましょう。p.166-167に「清拭」のまとめ方の見本を掲載しています。事前にまとめた基礎知識に、実習で学んだことを追記していくのもよいでしょう。

■ 血液検査項目

血液検査データは全領域の実習で活用するため、実習前に予習しておきましょう（本書のp.196-197「検査データ・基準値」も参考にしてみてください）。自身でノートにまとめるときは、以下の３点を表にするとよりわかりやすいのでおすすめです。

- 血液検査の項目
- 基準値
- 値の逸脱時に疑われること

看護学生の勉強のコツ

看護学生は、課題やテスト、実習に追われ毎日大忙し。そのため、効率のよい勉強法を押さえることが大切です。普段の授業や毎日の勉強で意識してほしいポイントをお伝えします。

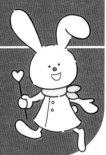

効率のよい予習・復習の方法

はじめに、忙しい学生でも継続しやすい予習・復習の方法をご紹介します。

授業前の予習では、**教科書をざっくり読み、わからない箇所があれば「？」マークなどをつけておきましょう。** どこが理解しづらいかを事前に把握しておくことで、授業でとくに集中して聞くべきポイントを自覚することができ、授業内容について理解を深めることができます。

復習は、毎回の授業後に少しずつ行うのが効果的です。休み時間の数分を使って**ノートやレジュメをさっと見返し（インプット）、重要箇所を中心に声に出して読む（アウトプット）** という2ステップに挑戦してみてください。少しずつコツコツと復習することで記憶に残りやすくなり、試験直前に慌てることがなくなります。

復習はまとめて行うのではなく「その日」「週末」「テスト前」のように、こまめに行うのがおすすめだよ。

授業のノートの取り方も一工夫することで、日々の勉強をより効率よく進められるようになります。以下のノートを参考に、見やすいノートづくりを心がけましょう。

ノートを2分割しておく。
左側に板書の写し、右側に先生の口頭説明、後で調べたいこと、授業内容の国試過去問を書く。

循環器 03、心筋梗塞

病態生理

- 冠動脈の閉塞、もしくは狭窄により血流が途絶え、心筋虚血が一定時間続いた結果、心筋細胞が壊死に陥る。

症状

- 前駆症状
  発症前の数週間以内に狭心症の胸痛発作が認められる。
- 胸痛
  胸部の激しい絞扼感、圧迫感。

心筋梗塞の重症度

$(L/分/m^2)$

	I群	II群
心係数 2.2	血行動態正常	肺うっ血
	III群	IV群
	末梢循環不全	末梢循環不全 + 肺うっ血

0　　　18　　　(mmHg)

治療

第一に 致死的不整脈の対策
第二に 再灌流療法など、梗塞層の拡大防止
第三に リハビリや社会復帰

🔍 冠動脈 ??
心臓に血液を供給するための血管のこと。

あとで調べたいことは単語などを簡単に書いておき、調べたらその内容を、文字色を変えて付け足す。

→ 心筋の壊死によって生じた代謝産物が、心筋、心膜、冠動脈壁の疼痛Nを刺激することで生じる!!

国 心筋梗塞で閉塞する血管は?
1、肺動脈
2、冠動脈
3、内胸動脈
4、気管支動脈

授業で扱った内容が国試で出題されていたら、その問題を解説とともに付箋に書いておく。

文字の色分けをしたり、付箋をつけたりすることで、情報を視覚的に整理でき、後からノートを見返したときにより見やすくなるよ!

おすすめの勉強ルーティーン

・電車内

「1駅を移動する間に単語カード10枚分を暗記！」などと目標を決めると、プチ勉強に取り組みやすいです。アルバイトなどで帰宅してからまとまった時間がとれない人や、通学時間が長い学生の方におすすめです。

・帰宅時

自分で作った単語カードやまとめノートを、テレビ台の上、洗面所の棚など、家の各所に置くことで、スキマ時間を使って暗記しやすくなります。気軽に**短時間で流し読み**をする感覚で取り組んでみてください。

・就寝前・起床時

夜寝る前にその日のノートを見返して、そのまま寝ます。そして、朝起きた時に、**前日の夜勉強したことを復習**します。寝ているときに短期記憶が長期記憶に定着するため、そうすることで勉強内容があたまに残りやすくなります。

・土日

土日は、その週に学んだことを**アウトプットして知識の整理**をしましょう。先生になりきって学んだことを、人に教えるように声を出すことで、自分の理解が深まります。

 自分のライフスタイルに合わせて、取り組めそうなものから取り入れて、短い時間も有効に活用して勉強しよう！

看護学生の髪型事情

筆者の運営するウェブサイト「看護過程ドットコム」で、9万人の看護学生を対象に、実習中の髪の長さについてアンケートを実施したところ、以下の回答が得られました（2023年3月時点）。

Q. あなたの今の髪の長さはどのくらいですか？

A. ミディアム……47%
　ロング…………32%
　ショート………13%
　ボブ…………… 8%

看護学生にはミディアムヘアが最も人気であることがわかりました。ミディアムヘアの学生に、その長さにしている理由を聞いてみたところ、「長すぎるとまとめにくいし、短すぎると結んでもサイドから髪の毛がぴょんぴょん出てくる。ミディアムヘアは長すぎず、短すぎないから扱いやすい」ということでした。看護実習や演習の授業では髪をまとめる必要がありますが、ミディアムヘアであれば、お団子ヘアなども簡単に作れるのがよいですね。
ちなみに、みなさんも経験があるかもしれませんが、お団子ヘアをほどくと髪に独特なクセがつきます。電車やバスに乗っているとき、髪にそのようなクセがついた方を見かけると、つい「看護師かな……？」と想像してしまい、なんとなく親近感を覚えるものです。

検査データ	項目	基準値
貧血	赤血球（RBC）	男性：450-550万/μL 女性：400-500万/μL
	ヘモグロビン（HB）	男性：14-18g/dL 女性：12-16g/dL
	ヘマトクリット（Ht）	男性：35-45% 女性：33-43%
	血小板数（PLT）	15-35万/μL
栄養	総蛋白（TP）	6.6-8.1g/dL
	アルブミン（Alb）	4.1-5.1 g/dL
脂質	中性脂肪（TG）	男性：40-230mg/dL 女性：30-120mg/dL
	総コレステロール（TC）	140-250mg/dL
	HDL-コレステロール（HDL-C）	男性：40-90mg/dL 女性：48-105mg/dL
	LDL-コレステロール（LDL-C）	65-165mg/dL
腎機能	血中尿素窒素（BUN）	8-20mg/dL
	クレアチニン（Cr）	男性：0.65-1.1mg/dL 女性：0.45-0.8mg/dL
	尿酸（UA）	男性：3.7-7.8mg/dL 女性：2.6-5.5mg/dL
	糸球体濾過量（GFR）	100 mL/分/1.73m^{2}以上

検査データ	項目	基準値
電解質	ナトリウム（Na）	138-145mmol/L
	カリウム（K）	3.6-4.8mmol/L
	クロール（Cl）	101-108mmol/L
	カルシウム（Ca）	8.8-10.1mg/dL
	無機リン（IP）	2.7-4.6mg/dL
肝機能	アスパラギン酸アミノトランスフェラーゼ（AST）	13-30U/L
	アラニンアミノトランスフェラーゼ（ALT）	男性：10-42U/L 女性：7-25U/L
	総ビリルビン（TB）	0.4-1.5mg/dL
	コリンエステラーゼ（ChE）	男性：240-490U/L 女性：200-420U/L
	γグルタミルトランスフェラーゼ（γGT）	男性：10-65U/L 女性：10-35U/L
膵臓	アミラーゼ（AMY）	40-130U/L
糖尿	グルコース（Glu）	73-109mg/dL
	ヘモグロビンA1c（HbA1c）	4.9-6.0%（NGSP）
炎症	C反応性蛋白（CRP）	0.15mg/dL以下
	白血球（WBC）	3300-8600/μL

出典：公益社団法人 日本臨床検査標準協議会「日本における主要な臨床検査項目の共用基準範囲」
　　　一般社団法人 日本腎臓学会「腎臓の病気について調べる」
※実習施設により基準値が異なる場合があります。実習先の施設で確認しましょう。

頻出略語	
略語	意味
BB	<ruby>清拭<rt>せいしき</rt></ruby>
BP	<ruby>血圧<rt>けつあつ</rt></ruby>
BT／KT	<ruby>体温<rt>たいおん</rt></ruby>
BW	<ruby>体重<rt>たいじゅう</rt></ruby>
CV	<ruby>中心静脈<rt>ちゅうしんじょうみゃく</rt></ruby>
DM	<ruby>糖尿病<rt>とうにょうびょう</rt></ruby>
ECG	<ruby>心電図<rt>しんでんず</rt></ruby>
ENT	<ruby>退院<rt>たいいん</rt></ruby>
FB	<ruby>足浴<rt>そくよく</rt></ruby>
Fx	<ruby>骨折<rt>こっせつ</rt></ruby>
GE	グリセリン<ruby>浣腸<rt>かんちょう</rt></ruby>
HT	<ruby>高血圧<rt>こうけつあつ</rt></ruby>
IM	<ruby>筋肉注射<rt>きんにくちゅうしゃ</rt></ruby>

頻出略語	
用語	意味
IV/DIV	静脈注射
IVH／TPN	中心静脈栄養法
Lt.／Rt.	左／右
meta	転移
MI	心筋梗塞
MMT	徒手筋力テスト
MT	胃チューブ
NPO	絶飲食
n.p	異常（所見）なし
P	脈拍
PEG	胃ろう
Re	再発
ROM	関節可動域
Rp	処方
RR	呼吸回数
SpO_2	経皮的動脈血酸素飽和度
VS	バイタルサイン

覚えておくと便利な看護の専門用語

用語	意味
アストマ	喘息、発作
アンギオグラフィー	血管造影
エデーマ	浮腫
エピドラ	硬膜外麻酔
G(ゲージ)	注射針の太さ　数字が大きくなるほど、注射の太さは細くなる
カイザー	帝王切開
咳嗽	咳
カテーテル	医療用に用いられる柔らかい管のこと
喀痰	痰
含嗽	うがい
Kot(コート)	便
コアグラ	血塊
サクション	痰の吸引をすること
サポ	坐薬
喘鳴	ゼーゼーすること
掻痒感	痒み
チアノーゼ	口唇や四股末梢などの皮膚や粘膜が青紫になる状態

覚えておくと便利な看護の専門用語

用語	意味
ドレーン	体腔内に溜まった水分、血液、リンパ液などを体外に排出させる管
ナート	縫合
粘稠	粘り気がある
H（ハルン）	尿
鼻汁	鼻水
Fr（フレンチ）	カテーテルやドレーンなどの管のサイズ（太さ）3Fr＝1mm
ヘパリンロック	血栓による輸液ルートの閉塞防止のためヘパリン加生理食塩水をルート内に満たすこと
包交	包帯交換
膨満感	お腹が張って苦しいこと
ミルキング	詰まり防止のためにチューブをしごくこと

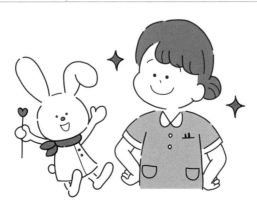

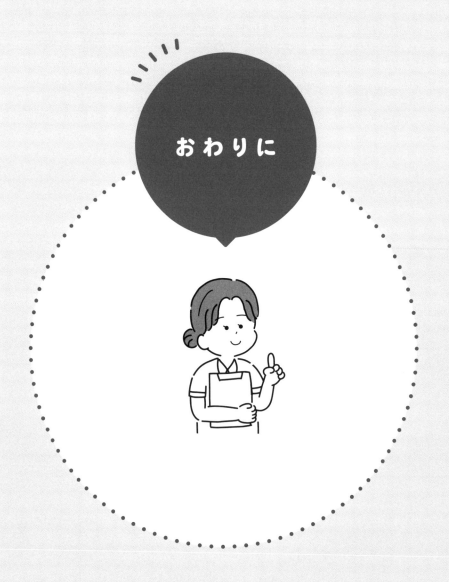

おわりに

本書を最後までお読みいただき、ありがとうございました。

私が看護学生1年目のときは、実習を終えた先輩方がとても大人に見えました。

「なんか看護師っぽい……かっこいい……」

そう感じたことをいまでも覚えています。

これから、看護学生のみなさんは専門領域の勉強だけでなく、人と接するときの心構え、身だしなみや言葉づかいなど沢山のことを学び、身につけていくことでしょう。これらはすべて、自分自身を1人の人間として成長させてくれるものです。

今振り返ると、1年生のときに感じた先輩方の大人びたたたずまいは、看護実習をとおして、こうしたスキルを身につけ、一回り成長していたからなのではないかと感じます。

楽しいことだけでなく、辛いこと、大変なこともある看護学生生活ですが、最初からすべてがうまくできる人はいません。

"恐れすぎず"、"頑張りすぎず"、充実した学生生活を過ごしてくださいね。みなさんが素敵な看護師として活躍される日を楽しみにしております。

最後になりますが、今回この本を出版するにあたり、遅筆である筆者を辛抱強く待ってくださり、丁寧に支えてくださった編集者のみなさま、監修いただいた永野先生、サポートしてくれた方に感謝の気持ちでいっぱいです。そして、この本を読んでくださった読者の方々に、心より感謝申し上げます。

ななえる

索引

欧文

ADL ……… 40,43,46,55,57,
　59,60,62,64,82,
　85,110,115,126
Alb …… 32,40,59,82,86,94,
　110,118,126,196
BMI …… 32,40,71,79,82,
　86,94,98,118
CRP … 94,122,126,128,197
DESIGN-R …………… 110
DM ……………… 20,198
HbA1c ……… 70,98,197
HT ………………… 20,198
NRS …… 32,36,106,109
TP …… 32,40,59,76,78,82,
　86,94,99,102,107,
　111,115,119,123,
　126,130,135,141,196
VAS ……………… 106,109
WBC … 94,122,126,128,197

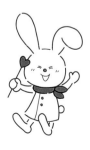

和文

あ

アセスメント ……… 17,23,
　28,31,32,34,36,
　38,40,42,44,46,
　48,72,75,76,
　89,93,94,119,128,
　133,138,160
アブラハム・マズロー …… 73

う

ヴァージニア・ヘンダーソン
　………………………… 30
運動性構音障害 …… 117
運動療法 …… 55,57,59,67,
　69,71,98,143

え

栄養状態 ……… 33,41,63,65,
　82,86,94,96,111,
　112,114,118,126
嚥下機能 …… 60,62,64,114,
　128
嚥下障害 ………… 62,64,82

お

嘔吐の誘発因子 … 134,137
悪心 …… 78,119,134,136
温罨法 …… 42,87,89,90

か

臥床 … 32,34,37,38,43,90
喀痰 …… 55,57,59,62,64,
　94,96,107,122

[右段]

活動量減少 ……… 44,120
感覚障害 ……………… 82
間欠熱 ……………… 123
看護計画 ……… 17,26,36,
　72,75,76,78,82,
　86,90,94,98,102,
　106,110,114,
　118,122,126,130,
　134,140,143
看護診断 ……………… 50
看護問題 ……… 17,72,74,76,
　78,82,86,90,94,98,
　102,106,110,114,
　118,122,126,130,
　134,141,142
感染症予防 ……………… 99
関連図 ……… 17,50,52,54,
　56,58,60,62,64,
　66,68,70,72

き

既往歴 …… 21,32,38,142
器質性構音障害 …… 117
器質性便秘 ……………… 93
起座位 ……………… 94
気道の清浄化 ………… 95
機能性構音障害 …… 117

く

空腹時血糖 ……………… 98
口すぼめ呼吸 ………… 95
グル音 ……………… 22
クレアチニン ………… 196

204

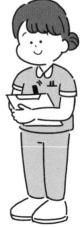

参考文献

茂野香おる『基礎看護学 看護学概論第 17 版』医学書院

村中陽子（編著）『学ぶ・試す・調べる看護ケアの根拠と技術第 2 版』医歯薬出版株式会社

新見明子『根拠がわかる疾患別看護過程改訂第 3 版』南江堂

任和子（編著）『病期・発達段階の視点でみる疾患別看護過程』照林社

阿部俊子（監修）山本則子（編）『エビデンスに基づく疾患別看護ケア関連図』中央法規出版

小田正枝（編著）『症状別看護過程アセスメント・看護計画がわかる！第 2 版』照林社

市川幾恵（監修）福地元晴美（編）昭和大学附属病院看護部（執筆）『意味づけ・経験知でわかる病態生理看護過程』日総研出版

大口祐矢『看護の現場ですぐに役立つ症状別看護過程』秀和システム

メヂカルフレンド社編集部（編）『看護学生のための疾患別看護過程 1 ナーシングプロセス』メヂカルフレンド社

メヂカルフレンド社編集部（編）『看護学生のための疾患別看護過程 2 ナーシングプロセス』メヂカルフレンド社

石川ふみよ『看護過程の解体新書』学研メディカル秀潤社

水野恵理子『精神看護の看護過程』サイオ出版

参考 Web サイト

一般社団法人 日本腎臓学会
　　　　　https://jsn.or.jp/general/kidneydisease/symptoms02.php#p-006

公益社団法人 日本看護協会
　　　　　https://www.nurse.or.jp/

公益社団法人 日本臨床検査標準協議会
　　　　　https://www.jccls.org/wp-content/uploads/2022/10/kijyunhani20221031.pdf

厚生労働省 e- ヘルスネット　　https://www.e-healthnet.mhlw.go.jp/

順天堂大学　環境医学研究所　https://research-center.juntendo.ac.jp/kankyo_igaku/

MSD マニュアル　　　　　　https://www.msdmanuals.com/ja-jp/

ななえる

看護師
ウェブサイト「看護過程ドットコム」運営
看護学生の声を聞きながら、自分の経験を活かして情報発信中。
看護学生のお役立ち情報の他、かわいく見やすいノート術、あたまに残る勉強法をInstagram、
YouTube、TikTokで発信し、SNS総フォロワー数は17万人を超える。

永野光子（ながの・みつこ）

順天堂大学医療看護学部先任准教授。看護基礎教育課程卒業後、5年間の臨床経験の後、大学
院へ進学。1996年千葉大学大学院看護学研究科博士前期課程、1999年博士後期課程修了。博
士論文研究により自己教育力を備えた看護職者を育てる必要性が示されたことから看護学教員
になることをめざす。1999年順天堂医療短期大学助手、講師、2004年順天堂大学医療看護学部
講師、准教授を経て現在に至る。専門は看護教育学、基礎看護学、看護倫理。

STAFF

装丁・本文デザイン	田村 梓（ten-bin）
イラスト	田村 梓（ten-bin）　是村ゆかり（p.184~p.187）
DTP	ニシエ芸株式会社
校正	河合佐知子
編集協力	中山史奈　池田真由子 佐々木裕 高瀬和也（ニシエ芸）

ななえるの看護学生のための
看護実習記録書き方BOOK

2023年 6 月 1 日　第1刷発行
2024年10月10日　第4刷発行

著　者	ななえる
監修者	永野光子
発行者	竹村 響
印刷所	株式会社 光邦
製本所	株式会社 光邦
発行所	株式会社 日本文芸社
	〒100-0003
	東京都千代田区一ツ橋1-1-1 パレスサイドビル8F

乱丁・落丁などの不良品、内容に関するお問い合わせは
小社ウェブサイトお問い合わせフォームまでお願いいたします。
ウェブサイト　https://www.nihonbungeisha.co.jp/

Printed in Japan　112230522-112241002 Ⓝ04 （372020）
ISBN978-4-537-22109-1
©Nanael 2023
（編集担当　和田）